Experimentelle Medizin, Pathologie und Klinik

Band 20

Herausgegeben von

R. Hegglin · F. Leuthardt · R. Schoen · H. Schwiegk
A. Studer · H. U. Zollinger

Endokrine Ophthalmopathie

Experimentelle und klinische Befunde zur Pathogenese, Diagnose und Therapie

Franz Adolf Horster

Mit 28 Abbildungen

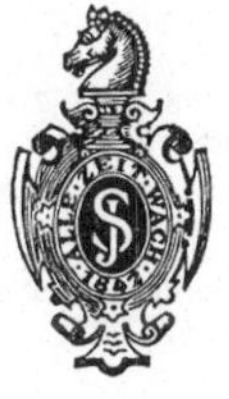

Springer-Verlag Berlin Heidelberg GmbH 1967

Aus der 2. Medizinischen Klinik und Poliklinik der Universität Düsseldorf
(Direktor: Professor Dr. K. OBERDISSE)

Privatdozent Dr. FRANZ ADOLF HORSTER, 2. Medizinische Klinik und Poliklinik der Universität Düsseldorf

ISBN 978-3-662-21875-4 ISBN 978-3-662-21874-7 (eBook)
DOI 10.1007/978-3-662-21874-7

Ursprünglich erschienen bei Springer-Verlag Berlin Heidelberg 1967
Softcover reprint of the hardcover 1st edition 1967

Titel-Nr. 6543

Geleitwort

Man darf es als ein Ergebnis der durch die Methoden des Laboratorium vertieften klinischen Forschung bezeichnen, daß die eine Hyperthyreose begleitenden Augenerscheinungen keineswegs obligatorisch sind und daß diese „endokrine Ophthalmopathie" häufig auch außerhalb des Bereichs der Hyperthyreose, d. h. bei euthyreoten Patienten beobachtet wird. Mit dieser hyperthyreoten und euthyreoten endokrinen Ophthalmopathie, einem ernsten, oft progredienten Leiden, hat sich der Verfasser seit vielen Jahren klinisch und experimentell befaßt. Schon seit längerer Zeit war klar, daß der Hypophysenvorderlappen bei der Genese eine Rolle spielen müsse, da Augensymptome niemals angetroffen werden, wenn die Hyperthyreose ohne Beteiligung der Hypophyse entsteht, z. B. beim toxischen Adenom und bei der Hyperthyreosis factitia. Der experimentelle Nachweis des im Serum vorhandenen Exophthalmus produzierenden Faktors und weitere Kriterien ermöglichen es, die endokrine Ophthalmopathie von ähnlichen, nicht endokrin bedingten ophthalmologischen Krankheitsprozessen abzugrenzen. Ein weiteres Anliegen des Verfassers war es, den erwähnten humoralen Faktor vom Thyreotropin und dem „Long-Acting Thyroid Stimulator" abzutrennen. Gleichzeitig stellen die Untersuchungen einen Beitrag zur Erkenntnis der Pathogenese der Hyperthyreose dar und zeigen die therapeutischen Möglichkeiten für die endokrine Ophthalmopathie auf.

Die vorliegende Monographie, die aus der Habilitationsarbeit des Verfassers hervorgegangen ist, versucht, die für die Klinik so überaus wichtige Verbindung zwischen Tierexperiment und klinischer Beobachtung herzustellen. Das große Krankengut der Klinik und des Schilddrüsenambulatoriums, das vom Verfasser selbst untersucht wurde, konnte dieser Arbeit nutzbar gemacht werden. Bei den tierexperimentellen Untersuchungen kam dem Verfasser seine frühere pharmakologische Tätigkeit zugute. Von besonderem Wert scheint mir auch die Zusammenfassung aller wesentlichen Arbeiten zum Thema, die in der ganzen Weltliteratur verstreut sind, zu sein.

Das Buch ist vorwiegend aus klinischer Sicht geschrieben. Ich bin aber gewiß, daß es nicht nur bei Internisten und Ophthalmologen, sondern auch bei experimentell arbeitenden Endokrinologen auf Interesse stoßen wird.

Düsseldorf, Dezember 1966 K. Oberdisse

Inhaltsverzeichnis

I. Einleitung und Fragestellung 1

II. Experimenteller Teil 1

A. Biologischer Nachweis des thyreotropen Hormons (TSH) im Serum . 1
1. Prinzip der gebräuchlichen Methoden 1
2. Eigene Methode 4
3. Diskussion und Zusammenfassung 6

B. Biologischer Nachweis des Long-Acting Thyroid Stimulators (LATS) im Serum 7
1. Definition des LATS 7
2. Prinzip der LATS-Bestimmung 7
3. Zusammenfassung 10

C. Experimenteller endokriner Exophthalmus und biologischer Nachweis eines Exophthalmus produzierenden Faktors (EPF) im Serum . . . 11
1. Prinzip der gebräuchlichen Methoden 13
2. Eigene Methode 15
3. Versuche zur Beeinflussung eines experimentellen Exophthalmus . 19
a) Schilddrüsenhormone 20
b) Hypophysenvorderlappenhormone 22
c) Hypophysenhinterlappenhormone 24
d) Glucocorticoide 25
4. Diskussion 26
5. Zusammenfassung 30

III. Klinischer Teil 31

A. Zur Diagnose der endokrinen Ophthalmopathie 31
1. Nomenklatur und Definition 31
2. Erhebung der Befunde 33
3. Anzahl, Alter und Geschlecht der Patienten 34
4. Somatische Befunde 36
5. Experimentelle Befunde bei der euthyreoten und hyperthyreoten endokrinen Ophthalmopathie 39
a) Das Zweiphasenstudium mit Radiojod (^{131}J) (Radiojodtest) . 39
b) Der Suppressionstest mit Schilddrüsenhormonen 40
c) Der TSH-Nachweis im Serum 43
d) Der LATS-Nachweis im Serum 47
e) Der EPF-Nachweis im Serum 48
6. Zusammenfassung 55

B. Zur Pathogenese der endokrinen Ophthalmopathie 59

1. Die Bedeutung der glandotropen Hormone 63
2. Die Bedeutung der Schilddrüsenhormone 65
3. Die Bedeutung weiterer Faktoren 67
4. Zusammenfassung 68

C. Zur Therapie der endokrinen Ophthalmopathie 70

a) Die Therapie mit antithyreoidalen Substanzen 72
b) Die Therapie mit Radiojod 72

IV. Zusammenfassung 87

V. Literatur 89

Sachverzeichnis 104

Abkürzungen

ACTH	= Adrenocorticotropes Hormon
AS	= Antithyreoidale Substanzen
D-T_3	= D-Trijodthyronin
D-T_4	= D-Thyroxin (D-Tx)
E. O.	= Endokrine Ophthalmopathie
EPF	= Exophthalmus Produzierender Faktor
EPS	= Exophthalmos Producing Substance
FSH	= Follikel Stimulierendes Hormon
Gl. thyr. sicc.	= Glandula thyreoidea siccata
HCG	= Menschliches Chorion-Gonadotropin
HHL	= Hypophysenhinterlappen
HVL	= Hypophysenvorderlappen
ICD	= Intercornealdistanz
ILA	= Insulin-Like-Activity
LATS	= Long-Acting Thyroid Stimulator
L-T_3	= L-Trijodthyronin
L-T_4	= L-Thyroxin
LTH	= Luteotrophes Hormon
PBI	= Protein Bound Iodine
$PB^{131}I$	= Radioaktivität des PBI 48 Stunden nach einer Spürdosis ^{131}J
TSH	= Thyreoidea Stimulierendes Hormon = Thyreotropin

I. Einleitung und Fragestellung

Schilddrüsenfunktion, Hypophysenfunktion, Zentralnervensystem und Gewebsstoffwechsel sind die Faktoren, die seit etwa 30 Jahren im Mittelpunkt der Diskussion über Pathogenese, Diagnose und Therapie der endokrinen Ophthalmopathie stehen. Erst in den letzten Jahren haben methodische Fortschritte die Möglichkeit eröffnet, auch in der Klinik zur Frage der thyreotropen und exophthalmogenen Aktivität der Hypophyse Untersuchungen durchzuführen. Biologische Methoden, die der Bestimmung des Thyreotropins, des Exophthalmus produzierenden Faktors und des sog. Long-Acting Thyroid Stimulators im Serum dienen, fanden Eingang in klinische Laboratorien. Diese Methoden werden in der vorliegenden Arbeit in einem experimentellen Teil erläutert. In einem klinischen Teil wird über Befunde berichtet, die bei Patienten erhoben wurden, die an einer endokrinen Ophthalmopathie erkrankten. Die Ergebnisse dieser experimentellen und klinischen Untersuchungen bieten die Grundlage für die Interpretation der Pathogenese und für eine Erörterung der Therapie der endokrinen Ophthalmopathie.

„Die Verbindung von tierexperimentellen Ergebnissen und klinischen Beobachtungen ist noch recht ungenügend. Die vorliegenden Ergebnisse sollen dazu beitragen, offene Probleme zu lösen und zu klären, wieweit die experimentellen Bemühungen für unsere Patienten von Nutzen sein können" (IDA MANN, 1946).

II. Experimenteller Teil

A. Biologischer Nachweis des thyreotropen Hormons (TSH) im Serum

1. Prinzip der gebräuchlichen Methoden

Die Identifizierung von Anzahl und Sequenz der Aminosäuren, die das Polypeptid TSH bilden, ist bisher nicht gelungen. Dementsprechend stehen synthetische Präparate bisher nicht zur Verfügung. Bei den handelsüblichen Thyreotropinpräparaten handelt es sich um sog. hochgereinigte Hypophysenvorderlappenextrakte von Säugetieren. Eine einheitliche Standardisierung der thyreotropen Aktivität hat sich erst in den letzten Jahren durchgesetzt: man definiert eine internationale Einheit — 1 IE — als Äquivalent der thyreotropen Aktivität von 13,5 mg des — aus Rinderhypophysen gewonnenen — internationalen Standardpräparates, das im National Institute of Health in Bethesda (USA) deponiert ist: 1 mg TSH = 2,73 E TSH (Verunreinigungen: 0,040 E luteotropes Hormon, $<$ 0,01 E Follikel-stimulierendes Hormon, $<$ 0,0025 E gonadotropes Hormon, $<$ 0,5 E Prolactin).

Das erste quantitative Nachweisverfahren für TSH wurde 1932 von JUNKMANN und SCHOELLER publiziert. In den folgenden 30 Jahren wurden etwa 80 weitere Verfahren veröffentlicht (EL KABIR, 1961). In neuerer Zeit finden fast ausschließlich isotopentechnische Methoden Verwendung. Die derzeit üblichen Verfahren beruhen auf dem Prinzip, Schilddrüsen in vitro oder in vivo mit Radiojod anzureichern und die Freisetzung des Radiojods aus der Schilddrüse unter dem Einfluß von Thyreotropin zu messen. Tabelle 1 gibt einen Überblick über die geläufigen Verfahren. BOTTARI veröffentlichte 1958 eine in vitro-Methode, die in ihrer gegenwärtigen Form (BOTTARI, 1962) als ein besonders empfindliches Nachweisverfahren für thyreotropes Hormon gelten muß. BOTTARI mißt die Freisetzung von radioaktivem Jod aus mikrometrisch gewonnenen Schnitten von Schafsschilddrüsen, die in einem besonderen Medium mit Thyreotropin inkubiert werden. Da diese Methode den Nachweis des — auf S. 7 näher erläuterten — Long Acting Thyroid Stimulators nicht erlaubt, erschien sie für eine routinemäßige Anwendung in der Klinik ungeeignet. EL KABIR (1961) und KIRKHAM (1962) haben diese Methode modifiziert und ihre Zuverlässigkeit gesteigert. Auch BAKKE et al. (1961) bevorzugen für den Thyreotropinnachweis eine in vitro-Methode, bei der die Gewichtszunahme von Schilddrüsenschnitten unter dem Einfluß von TSH gemessen wird.

Eine weitere Verbreitung haben die in vivo-Verfahren gefunden: man injiziert den Tieren radioaktives Jod und mißt entweder die Änderung der thyreoidalen Radioaktivität oder die Änderung des radioaktiven Hormonjods im Blut vor und nach Thyreotropingabe.

Diese Methoden haben nicht den hohen Präzisionsindex wie die in vitro-Verfahren, sind aber geeignet für eine Verwendung in klinischen Laboratorien, da sie einfacher zu handhaben sind und weniger Aufwand erfordern. Der von MCKENZIE (1958) publizierte Thyreotropinnachweis wurde inzwischen von etwa 15 Arbeitsgruppen (ADAMS, 1961; YAMAZAKI et al., 1961; MAJOR u. MUNRO, 1962; PIMSTONE, 1962; WERNER, 1963; BOWERS et al., 1964; KRISS et al., 1964; SNYDER et al., 1964; BURGER et al., 1965; CATZ u. PERZIK, 1965; DOBYNS et al., 1965; FÖLDES et al., 1965; HORSTER u. SCHLEUSENER, 1965; KUMAHARA et al., 1965; LEE, 1965) übernommen und scheint sich international durchzusetzen. Wir haben die von MCKENZIE (1958) angegebene Messung der Radioaktivität im Mäuseblut vor und nach Thyreo-

Tabelle 1. *Nachweis des thyreotropen Hormons (TSH): zur Zeit geübte Methoden*

Autor	Literatur	Methode	Empfindlichkeit (mE)	Bemerkungen
Adams, D. D., Purves, H. D.	Canad. J. Biochem. **35**, 993 (1957)	in vivo: ^{131}J-Nachweis im Plasma (Meerschweinchen)	0,01	Entdecker des Long-Acting Thyroid Stimulators (LATS)
Bakke, J. L., Lawrence, H., Arnett, F., McFadden, W.	J. Clin. Endocr. **21**, 1280 (1961)	in vitro: ^{131}J-Freisetzung aus Schilddrüsenschnitten (Rind)	0,001	Histometrische Kontrolle möglich, LATS aus methodischen Gründen nicht bestimmbar
Bates, R. W., Cornfield, J.	Endocrinology **60**, 225 (1957)	in vivo: ^{131}J-Aufnahme in Kükenschilddrüsen	0,01	Histologische Kontrolle, aber kein LATS-Nachweis möglich
Bottari, P. M.	J. Endocr. **17**, 29 (1958)	in vitro: ^{131}J-Freisetzung aus Schafsschilddrüsenschnitten	0,001	LATS aus methodischen Gründen nicht nachweisbar
D'Angelo, S. A., Gordon, A. S.	Endocrinology **46**, 39 (1950)	in vivo und in vitro: Längenwachstumsförderung und Schilddrüsenepithelveränderungen (Kaulquappe)	0,03	biologische und histometrische Methode; LATS nicht nachweisbar
Horster, F. A., Schleusener, H.	Klin. Wschr. **43**, 949 (1965)	in vivo: ^{131}J-Aufnahme der Schilddrüse und im Blut (Maus)	0,01	LATS nachweisbar
Krawzuk, A., Dzierzanowski, E., Prokopczuk, J.	Ann. Endocr. **24**, 846 (1963)	in vivo: ^{131}J-Aufnahme der Schilddrüse und im Blut (Küken)	0,005	Histologische Kontrolle möglich; LATS nicht nachweisbar
McKenzie, J. M.	Endocrinology **63**, 372 (1958)	in vivo: ^{131}J-Aktivität im Blut (Maus)	0,01	Autor der z. Z. am meisten geübten Bestimmungsmethode für TSH und LATS
Utiger, R. D.	V. Intern. Thyroid Conference 1965, Abstr. 83	radioimmunologisch mit Kaninchen-Anti-TSH-Serum	0,0001	z. Z. die empfindlichste Methode

tropingabe reproduziert und durch die Messung der thyreoidalen Radioaktivität ergänzt (HORSTER, 1964; HORSTER u. SCHLEUSENER, 1965).

2. Eigene Methode

Weibliche Mäuse (Stamm CFW der Fa. Müller in Haan/Rhld.) im Gewicht von 20 bis 25 g wurden unter konstanten Licht- und Temperaturverhältnissen in geräumigen Kunststoffkäfigen gehalten und mit einer jodarmen Diät (Fa. Höveler in Immigrath/Rhld., Jodgehalt: 0,41%) und

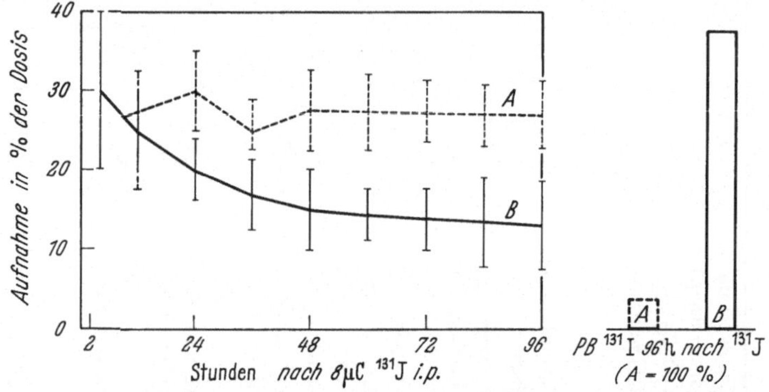

Abb. 1. Blockierung der endogenen Thyreotropinsekretion der Mäuse durch regelmäßige L-Thyroxininjektionen: die thyreoidale Radioaktivität bleibt von der 48. Std bis zur 96. Std nach der Radiojodgabe unverändert hoch, die Radioaktivität des Serums ist maximal deprimiert. (Senkrechte Striche mit Haken = $\bar{x} \pm s\,\bar{x}$ bei je 12 Tieren, $PB^{131}I$ von A willkürlich = 100%, B-Wert liegt etwa zehnmal höher)

Leitungswasser ad libitum gefüttert. Jedem Tier wurden 8 μC ^{131}J (Fa. Hoechst) i. p. appliziert. Um die endogene Thyreotropinsekretion der Mäuse ausreichend zu hemmen, hat sich eine mehrfache Injektion von L-Thyroxin (Fa. Schuchhardt, München) bewährt: 5 Std nach der Radiojodgabe 20 γ L-Thyroxin/Tier und in 24stündigen Abständen je 10 γ L-Thyroxin. Vergleicht man die thyreoidale Radioaktivität bei Mäusen mit und ohne Thyroxinzufuhr, so ergeben sich die in der ersten Abbildung wiedergegebenen Unterschiede: 48 Std nach der Radiojodgabe enthalten die Schilddrüsen der mit Thyroxin behandelten Mäuse etwa 30% der applizierten Radiojoddosis; diese thyreoidale Radioaktivität bleibt für weitere 48 Std unverändert, wenn man in 24stündigen Abständen L-Thyroxin injiziert. Während dieser Zeit sind die Tiere für eine Thyreotropinbestimmung geeignet. Mäuse, deren endogene Thyreotropinsekretion nicht durch exogene Thyroxingaben gehemmt wurde, verlieren schnell ihre thyreoidale Radioaktivität und weisen 96 Std nach der Radiojodzufuhr nur noch 15% der ursprünglichen Radioaktivität im Bereich der Schilddrüse auf. Mißt man bei beiden Tiergruppen 96 Std nach der Applikation des Radiojods den Radiojodgehalt des Blutes, so ist dieser bei den unbehandelten Mäusen etwa zehnmal so hoch wie bei den mit Thyreoidin supprimierten Tieren. Zu diesem Zeitpunkt ist — wie die chemische Analyse zeigte — das applizierte Radiojod fast ausschließlich an Eiweiß gebunden, so daß der Radioaktivitätsnachweis im Blut dem Nachweis des radioaktiven Hormonjods, des sog. $PB^{131}I$ entspricht (PBI = protein bound iodine). Wir haben für unsere Versuche nur Mäuse verwendet, deren thyreoidale Radioaktivität von der 48. Std nach Radiojodgabe an unverändert blieb. — Diese Auswahl erlaubt eine zuverlässige Reproduzierbarkeit einer Eichkurve (Abb. 3) und mindert die für statistische Aussagen notwendige Tierzahl erheblich. Die fortlaufende thyreoidale Messung der Radioaktivität gewährt somit eine zuverlässige Aussage über die vollständige Hemmung der endogenen Thyreotropinsekretion der Tiere. Diese Hemmung ist die erste notwendige Voraussetzung

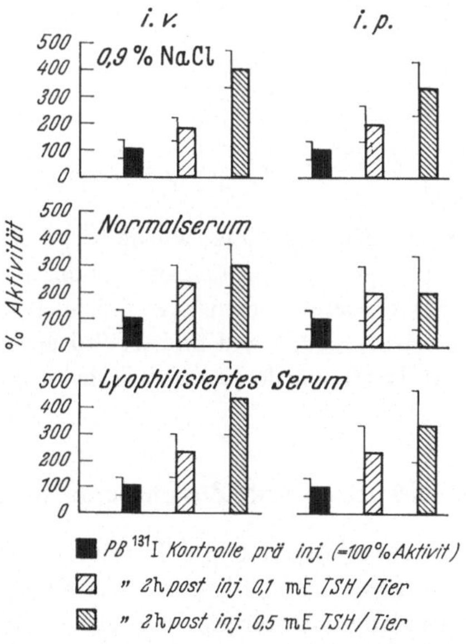

Abb. 2. Biologischer Nachweis von Thyreotropin: Versuche zur Wahl des Lösungsmittels und zur Applikationsart. Unterschiedliche Thyreotropinaktivitäten werden besonders deutlich nach Lösung des TSH in 0,9% NaCl und nach i.v. Injektion. (Höhe der Säulen und Haken = $\bar{x} \pm s\,\bar{x}$)

für die Bestimmung des Thyreotropin. Die zweite Voraussetzung ist die biologische Integrität der injizierten thyreotropen Aktivität: Abb. 2 gibt Versuche wieder, die der Auswahl des Lösungsmittels und der Injektionsart dienten, da beide einen Einfluß auf die thyreotrope Aktivität haben können. Für die von uns verwendete Thyreotropincharge erwies sich die i.v. Applikation in normal temperierter (20,0° C) physiologischer Kochsalzlösung als die geeignetste Form, um bei 12 Mäusen signifikante Dosisunterschiede zu erzielen. Die in Abb. 3 angeführte Eichkurve entspricht dem für klinische Untersuchungen in Betracht kommenden Konzentrationsbereich mit ausreichender Signifikanz. Alle nachfolgend mitgeteilten Befunde wurden unter diesen Standardbedingungen gewonnen, wobei 0,1 ml Blut mit Spezialpipetten aus dem Plexus ophthalmicus entnommen wurden; unmit-

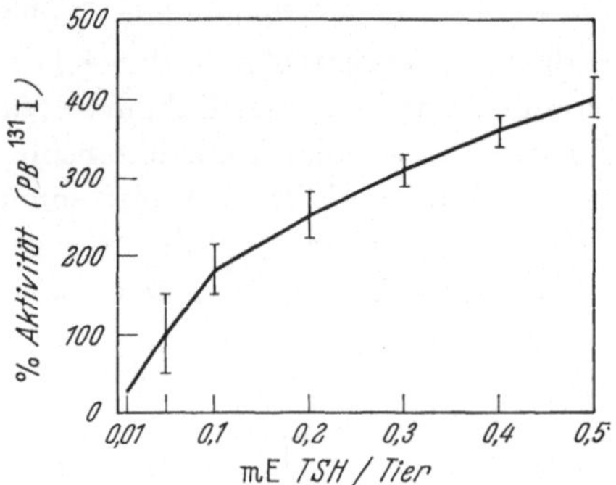

Abb. 3. Biologischer Nachweis des thyreotropen Hormons (TSH): Eichkurve. (Senkrechte Striche mit Haken = $\bar{x} \pm s\,\bar{x}$ bei je 12 Tieren)

telbar nach der ersten Blutentnahme wurde der Thyreotropinstandard (Thyreotropincharge Nr. 217 der Fa. Organon) oder das zu untersuchende Serum (0,3 ml bei 15 g schweren Tieren bzw. 0,5 ml bei 20—25 g schweren Tieren) injiziert und nach 2 Std, 9 Std und 24 Std erneut 0,1 ml Blut entnommen. Die Radioaktivität wurde in einem Bohrlochkristall der Fa. Tracerlab gemessen.

3. Diskussion und Zusammenfassung

Mit hinreichender Zuverlässigkeit und Empfindlichkeit kann injiziertes Thyreotropin nur nachgewiesen werden, wenn zwei Voraussetzungen erfüllt sind: die endogene Thyreotropinsekretion der Tiere muß gehemmt sein und die thyreotrope Aktivität des zu untersuchenden Materials darf durch die Applikationsart nicht beeinflußt werden. Für klinische Belange hat sich folgende Methode bewährt: weiblichen Mäusen werden 8 μC ^{131}J i.p. appliziert. 5 Std später werden 20 γ L-Thyroxin und jeweils 24 Std später 10 γ L-Thyroxin s.c. injiziert, um die endogene Thyreotropinsekretion der Tiere zu hemmen. Nur solche Tiere werden für eine Thyreotropinbestimmung verwendet, bei denen eine gleichbleibende thyreoidale Aktivität und ein maximal erniedrigtes PB^{131}I nachzuweisen sind. Nach der ersten PB^{131}I-Bestimmung wird thyreotropes Hormon oder Patientenserum i.v. injiziert (0,5 ml/Tier). Zwei, neun und 24 Std später wird erneut das PB^{131}I gemessen. Der maximale Anstieg des $PB^{131}I$ erfolgt nach Injektion eines Standard-Thyreotopins und nach Injektion eines thyreotropen Serums 2 Std post injectionem.

Die Spezifität des verwendeten Thyreotropinstandards erlaubt eine reproduzierbare Eichkurve. Im Hinblick auf die im klinischen Teil mitgeteilten Ergebnisse muß die Frage offen bleiben, ob die mit dieser Methode nachweisbaren Änderungen der Radioaktivität in gleicher Weise für ein gereinigtes hypophysäres Thyreotropin wie für die im Patientenserum enthaltene thyreotrope Aktivität zutreffen. In Anlehnung an die Bezeichnung „Insulin-Like-Activity (ILA)“ (DAWEKE, 1965), die bei Insulinbestimmungen üblich ist, sollte man auch solange von einer thyreotropinähnlichen Aktivität sprechen, bis TSH synthetisiert bzw. aus dem Serum isoliert worden ist.

B. Biologischer Nachweis des Long-Acting Thyroid Stimulators (LATS) im Serum

1. Definition des LATS

Die Frage nach der biologischen Identität der im Serum nachweisbaren thyreotropen Aktivität mit der thyreotropen Aktivität der Hypophysenvorderlappenextrakte wurde erstmals von ADAMS und PURVES (1957) aufgeworfen; sie verwendeten Meerschweinchen, um — mit ähnlicher Methode wie MCKENZIE (1958) — TSH im Patientenserum nachzuweisen. Dabei fand sich nach Injektion mancher Patientenseren die maximale Radioaktivität im Meerschweinchen nicht — wie gewohnt — nach 2 oder 3 Std, sondern erst nach etwa 9 Std. 2 Std nach der Seruminjektion war nur ein geringer oder gar kein Aktivitätszuwachs zu registrieren. Diese Befunde wurden von MCKENZIE (1958) und ADAMS (1958) überprüft und bestätigt. MUNRO (1959) stellte fest, daß die Injektion derartiger „pathologischer“ Seren auch bei *hypophysektomierten* Mäusen nach 8 bis 9 Std die $PB^{131}I$-Aktivität steigert. Auf Grund dieser späten Freisetzung des ^{131}J aus den Schilddrüsen der Versuchstiere wurde vereinbart (PURVES u. ADAMS, 1963), von einem Long-Acting Thyroid Stimulator (LATS) zu sprechen. Wir haben diese englische Bezeichnung übernommen.

2. Prinzip der LATS-Bestimmung

Abb. 4 demonstriert die unterschiedlichen $PB^{131}I$-Aktivitäten im Mäuseblut; wurde ein Kontrollserum injiziert, das weder TSH noch LATS enthält, so änderte sich die $PB^{131}I$-Aktivität nicht; thyreotropinhaltiges Serum provozierte 2 Std nach der Injektion einen maximalen Anstieg des $PB^{131}I$, zeigte nach 9 Std einen gering erhöhten und nach 24 Std einen normalen

PB¹³¹I-Wert, wenn man den Kontrollwert gleich 100% setzt. Serum, das den LATS enthält, war 2 Std nach der Injektion noch ohne signifikanten Einfluß auf die PB¹³¹I-Aktivität, führte — in unseren Versuchen — nach 9 Std zu einer Zunahme der Radioaktivität, die zwar die 2 Std-Aktivität

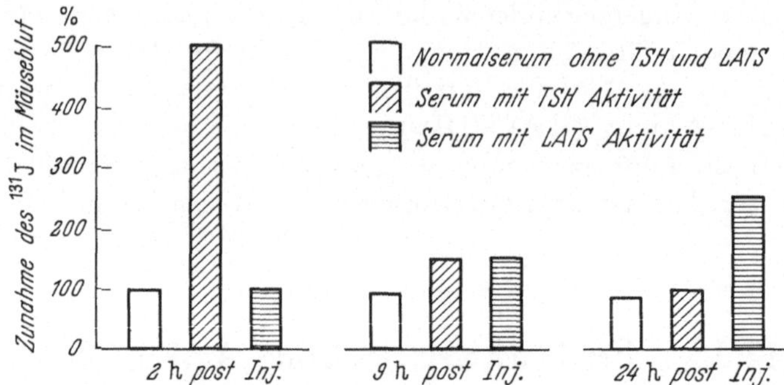

Abb. 4. Biologischer Nachweis des Thyreotropins (TSH) und des Long-Acting Thyroid Stimulators (LATS): schematische Darstellung. — Humanserum, das TSH und LATS nicht enthält, beeinflußt die thyreoidale Radioaktivität der Mäuse nicht: der Radiojodgehalt des Blutes bleibt unverändert. — Humanserum, das TSH enthält, stimuliert die Schilddrüse der Mäuse: 2 Std nach der Injektion ist der Radiojodgehalt des Blutes auf 500% gesteigert. — Humanserum, das den LATS enthält, stimuliert die Schilddrüse der Mäuse später als TSH: der Radiojodgehalt des Blutes nimmt von der 9. bis 24. Std post injectionem zu

übertraf, sich aber nicht von einer stärkeren TSH-Aktivität unterschied; erst nach 24 Std übertraf die durch das LATS-haltige Serum ausgelöste Zunahme des PB¹³¹I signifikant die bei TSH-haltigen Seren gemessene Radioaktivität im Mäuseblut. Definitionsgemäß (McKenzie, 1960) gilt der Nachweis eines LATS als sicher, wenn die nach 9 Std gemessene Radioaktivität

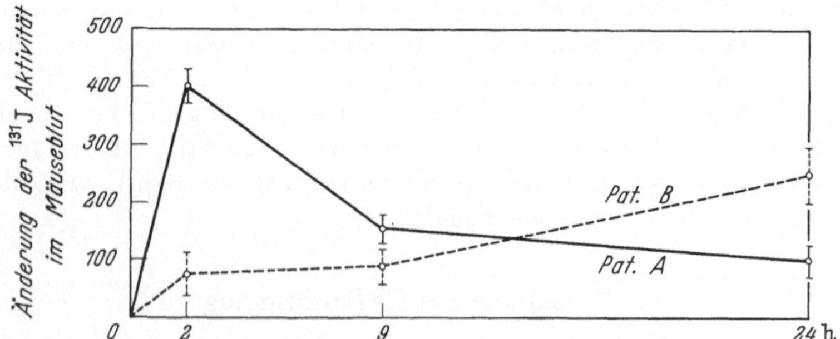

Abb. 5. Biologischer Nachweis des TSH und des LATS im Serum: A. Das Serum eines Patienten, der an einem primären Myxödem leidet, enthält TSH: 2 Std nach der Injektion ist die Radioaktivität im Blut gesteigert. — B. Das Serum eines Patienten, der an einer endokrinen Ophthalmopathie leidet, enthält den LATS: erst 24 Std nach der Injektion ist die Radioaktivität im Blut signifikant gesteigert. (Punkt mit senkrechtem Strich: $\bar{x} \pm s\bar{x}$ bei je sechs Mäusen)

im Blut der Versuchstiere die nach 2 Std gemessene signifikant übertrifft. Wir halten eine weitere Messung nach 24 Std für erforderlich, da sich gelegentlich erst dann eine signifikante Zunahme der Radioaktivität feststellen läßt. Die Abb. 5 gibt ein derartiges Beispiel wieder: Bei einer 50jähr. Patientin mit einem postoperativen Myxödem wurde 10 Wochen nach der Schilddrüsenoperation der Thyreotropingehalt des Serums bestimmt. 2 Std nach Injektion des Serums zeigte sich eine mittlere Zunahme der $PB^{131}I$-Aktivität von 400% entsprechend einem Thyreotropingehalt von etwa 1,5 mE/ml Serum. 9 Std später lag die $PB^{131}I$-Aktivität bei 180% und 24 Std später bei 113%. Das Serum eines 48jähr. Mannes bei dem sich während einer antithyreoidalen Medikation endokrine Augensymptome und ein lokales Myxödem entwickelt hatten, erzeugte 2 Std nach der Injektion eine Zunahme der Radioaktivität von 90%, nach 9 Std von 95% und erst nach 24 Std von 255%. Das methodische Vorgehen beim Nachweis eines LATS entspricht somit der Versuchsanordnung, die für den Thyreotropinnachweis geschildert wurde. Allerdings gibt es bisher keinen verbindlichen LATS-Standard und auch keine Vergleichsmöglichkeit an Hand einer Eichkurve, es sei denn, man extrahiert aus einem LATS-haltigen Serum einen für fortlaufende Kontrollbestimmungen dienenden LATS-aktiven Trockenpuder, wie dies von Dorrington und Munro 1964 angegeben wurde. Wir haben bisher einen laboreigenen Standard nicht ermittelt und beschränken uns auf die Angabe, ob in einem Serum LATS nachzuweisen war oder nicht. Diese LATS-Bestimmungen wurden deshalb durchgeführt, weil LATS vorwiegend im Serum von Patienten nachgewiesen wurde, die an einer endokrinen Ophthalmopathie litten. Ob dem LATS eine Bedeutung bei der Pathogenese von Schilddrüsenfunktionsstörungen oder endokrinen Augensymptomen zukommt, muß noch entschieden werden (Catz u. Perzik, 1965; Kurihara et al., 1965).

Wenn auch der LATS die Schilddrüse von Mäusen oder Meerschweinchen zu stimulieren vermag, so muß eine derartige Wirkung auf die menschliche Schilddrüse noch bewiesen werden. Die bisher mitgeteilten Befunde lassen eine Korrelation zwischen Schilddrüsenfunktion und LATS-Aktivität nicht erkennen. Auch der Bildungsort des LATS ist nicht geklärt; Extrakte von normalen menschlichen Hypophysen, normalen Rattenhypophysen und sog. TSH-produzierenden transplantablen Mäusetumoren enthielten LATS nicht (Adams, 1958; Kumahara et al., 1965). Die von uns untersuchten handelsüblichen thyreotropen Hypophysenextrakte der Firmen Organon und Ferring (gewonnen aus Hypophysenvorderlappen von Schwein und Rind) zeigten niemals eine LATS-Aktivität. Folgende qualitative Unterschiede zwischen TSH und LATS wurden nachgewiesen:

1. Die biologische Halbwert-Zeit des LATS ist länger als die des TSH: Wenn man Ratten LATS-haltiges Serum i.v. injiziert, so verschwindet der LATS im Rattenserum mit einer biologischen Halbzeit von $7^1/_2$ Std, wäh-

rend menschliches hypophysäres Thyreotropin eine Halbwertszeit von 14 min hat (ADAMS, 1960).

2. Eine gleichzeitige Injektion eines TSH-Standards mit einem LATS-haltigen Serum ergibt einen $PB^{131}I$-Anstieg im Mäuseblut, der der Summe der TSH- und LATS-Aktivität entspricht, d. h. daß LATS nicht als biologisch abnormes TSH gelten kann (MUNRO, 1959).

3. Applikation von Thyroxin beeinflußt den TSH-Spiegel des Serums, nicht aber dessen LATS-Konzentration (ADAMS, 1958).

4. Bei Anwendung der sog. Alkohol-Percolations-Methode (methodische Einzelheiten bei BATES, GARRISON u. HOWARD, 1959) kann die TSH-Konzentration im Serum auf das 30—40fache gesteigert werden; LATS wird bei dieser Prozedur inaktiviert (PURVES u. ADAMS, 1963).

5. Gel-Filtration eines Serums, das TSH und LATS enthält, ergibt differente Fraktionen für TSH und LATS (KRISS et al., 1965).

6. Bei einer enzymatischen Hydrolyse zeigen TSH und LATS unterschiedliche Reaktionen: So wird z. B. die LATS-Aktivität durch Pankreatin, Trypsin und Chymotrypsin nicht beeinflußt, während TSH durch diese Fermente inaktiviert wird (MCKENZIE, 1965).

In jüngster Zeit gelang es KRISS et al. (1964) und MCKENZIE u. GORDON (1965), LATS als ein 7-S-Gammaglobulin zu identifizieren. Über die molekulare Struktur dieses Globulins, das zu den Antikörpern gerechnet wird, liegen Befunde noch nicht vor. KRISS et al. (1964) vertreten die Hypothese, daß gewisse Schilddrüsenkrankheiten (Hyperthyreose, Thyreoiditis) und therapeutische Maßnahmen ein der Schilddrüse eigenes Antigen freisetzen, das die Produktion eines gewebsspezifischen Antikörpers, eben den sog. LATS, provoziert.

Allerdings kann die als LATS-Nachweis geltende Zunahme der Radioaktivität im Mäuseblut auch nach Injektion von Peptiden beobachtet werden, denen eine thyreotrope Aktivität mangelt: Wurde Mäusen Melanocyten-stimulierendes Hormon, Arginin- oder Lysin-Vasopressin, Serotonin oder ACTH (in Human-Serum als Injektionsmedium) appliziert, so erfolgte eine LATS-artige Reaktion (WERNER et al., 1964).

3. Zusammenfassung

Als Long-Acting Thyroid Stimulator (LATS) wird eine Substanz definiert, die nur unter pathologischen Umständen im Serum von Patienten, aber nicht in Hypophysenextrakten nachzuweisen ist. Wird dieses Serum Mäusen injiziert und die übliche Thyreotropinbestimmung (Abschnitt II A) durchgeführt, so zeigt sich der maximale Anstieg des $PB^{131}I$ nicht schon — wie bei thyreotropinreichen Seren — nach 2 Std, sondern erst nach 9 Std oder später. Die eigenen Versuche weisen darauf hin, daß eine LATS-Aktivität des Serums sogar erst 24 Std post injectionem deutlich werden kann. Die eigene Bestimmungsmethode des LATS lehnt sich ebenso wie die TSH-Bestimmung an das von McKenzie (1958) angegebene Verfahren an. Die neuesten Befunde sprechen dafür, daß LATS ein 7-S-Gammaglobulin mit Antikörpereigenschaften ist.

Allerdings konnte bisher nicht geklärt werden, ob LATS auch die menschliche Schilddrüsenfunktion zu aktivieren vermag und ob dem LATS eine pathogenetische Bedeutung bei der Manifestation einer Schilddrüsenkrankheit oder endokrinen Ophthalmopathie zukommt.

C. Experimenteller endokriner Exophthalmus und biologischer Nachweis eines Exophthalmus produzierenden Faktors (EPF) im Serum

Die Entdeckung des thyreotropen Hormons des Hypophysenvorderlappens durch Loeb und Bassett (1928) und die Untersuchungen von Kuschinsky (1933) und Loeser (1934, 1936, 1937) über dessen Einfluß auf die Schilddrüsenfunktion haben die Grundlagen für tierexperimentelle Untersuchungen zur Frage der endokrinen Genese des Exophthalmus gelegt. Die ersten klinischen und experimentellen Befunde (s. Tab. 2) wiesen dem Zentralnervensystem die Hauptrolle bei der Entwicklung eines Exophthalmus zu. Loeb u. Friedman (1932) injizierten Meerschweinchen erstmals einen Vorderlappenextrakt aus Rinderhypophysen und beobachteten eine Protrusio bulborum. Bei thyreoidektomierten und sympathektomierten Meerschweinchen konnten diese experimentellen Befunde bestätigt werden (Smelser, 1936). Hiermit schien bewiesen zu sein, daß das thyreotrope Hormon den tierexperimentellen Exophthalmus auslöst. Auch bei Enten (Schockaert, 1931), Hamstern (Canadell u. Barraquer, 1958) und bei den verschiedensten Fischarten (siehe unten) provozierte eine Injektion von thyreotropen Hypophysenvorderlappenextrakten einen Exophthalmus. Bei Katzen, Kaninchen, Eseln und Seidenäffchen gelang Smelser (1962) eine derartige Exophthalmuserzeugung nicht. Ratten können einen Exophthalmus entwickeln, wenn ihnen für mehrere Monate Propylthiouracil appliziert wird (Sellers u. Ferguson, 1949); dieser exophthalmogene Thiouracileffekt konnte durch zusätzliche Applikation von Cortison verstärkt werden (Campbell u. Tonks, 1955). Friedgood beobachtete schon 1934, daß wiederholte Injektionen von Thyreotropinpräparaten in ihrer thyreotropen und stoffwechselaktiven Wirkung allmählich nachlassen und erst dann der Exophthalmus der Meerschweinchen progredient wird. Eine förmliche Unterscheidung zwischen einer thyreotropen, metabolischen und exophthalmogenen TSH-Fraktion wurde erstmals von Jefferies (1949) getroffen: er unterdrückte durch Jodidzusatz die thyreotrope Aktivität eines

HVL-Präparates stärker als die exophthalmogene. Schließlich fiel ebenfalls bei Meerschweinchenversuchen auf (SMELSER u. OZANICS, 1954), daß das

Tabelle 2. *Endokrine Ophthalmologie: historische Daten*

Autor	Jahr	Bemerkungen
FLAJANI, G., GRAVES, R. J., v. BASEDOW, C. A.	1802 1835 1840	Erstbeschreiber der Symptomentrias Struma, Exophthalmus, Tachykardie
BERNARD, C.	1852	Beobachtet Exophthalmusentwicklung nach elektrischer Reizung des cervicalen N. sympathicus bei Meerschweinchen: Theorie der sympathicotonen Genese der Ophthalmopathie
FILEHNE, W.	1879	Beobachtet Exophthalmusentwicklung nach einer Incision im Bereich der Corpora restiformia bei Kaninchen: Theorie der zentralnervösen Genese der Ophthalmopathie
GLEY, E.	1910	Beobachtet Exophthalmusentwicklung nach Thyreoidektomie bei Kaninchen: Theorie der thyreoidalen Genese der Ophthalmopathie.
ZIMMERMAN, L. M.	1929	Publiziert als erster eine Exophthalmusentwicklung nach Strumaoperation
LOEB, L., BASSETT, R. B.	1929	Entdeckung des thyreotropen Hormons
SCHOCKAERT, J. A.	1931	Beobachtet Exophthalmusentwicklung bei jungen Enten nach Injektion eines Hypophysengesamtextraktes, glaubte aber an eine Stimulierung des sympathischen Nervensystems durch die Hypophyse
LOEB, L., FRIEDMAN, H.	1932	Beobachten eine Exophthalmusentwicklung bei Meerschweinchen nach Injektion von Hypophysenvorderlappenextrakten
SMELSER, G. K.	1936	Beobachtet Exophthalmusentwicklung bei Meerschweinchen mit und ohne Schilddrüse auch nach Entfernung von Müllerschem Muskel und Durchtrennung des Hals-Sympathicus: Theorie der hypophysären endokrinen Genese der Ophthalmopathie
JEFFERIES, W. M.	1949	Postuliert als erster eine unterschiedliche thyreotrope und exophthalmogene Aktivität des Hypophysenvorderlappens
DOBYNS, B. M., WILSON, L. A.	1954	Bestimmen erstmals eine exophthalmogene Aktivität im Serum von Patienten, die an einer endokrinen Ophthalmopathie leiden

Ausmaß des experimentellen Exophthalmus nicht korreliert ist der thyreotropen Aktivität des injizierten HVL-Extraktes. Da die verschiedenen Thyreotropinpräparationen, die für die Erzeugung eines experimentellen

Exophthalmus verwendet werden, neben Thyreotropin auch andere trope Hormone enthalten können, injizierten SMELSER u. OZANICS (1955) Meerschweinchen ACTH, Gonadotropin, Prolactin und Wachstumshormon in biologischen und pharmakologischen Konzentrationen; die Injektion eines einzelnen glandotropen Hormons rief niemals einen Exophthalmus hervor, aber die gemeinsame Injektion aller tropen Hormone — außer dem thyreotropen — erzeugte einen Exophthalmus, der nach Art und Ausmaß identisch war mit dem durch Thyreotropin provozierten. Diese Untersuchungsbefunde ließen Zweifel an der ausschließlichen Rolle des Thyreotropins bei der Exophthalmusgenese aufkommen. Eine Beobachtung von ALBERT (1945), daß auch Fische nach Injektion von Hypophysenextrakten einen Exophthalmus entwickeln, wurde von DOBYNS u. STEELMAN (1953) aufgegriffen: sie injizierten einer Elritzenart (Fundulus heteroclitus) ein Thyreotropinpräparat, das nach Zugabe einer achtprozentigen Trichloressigsäure seine thyreotrope Aktivität weitgehend eingebüßt hatte; die exophthalmogene Aktivität war kaum vermindert: auch dieses destruierte Thyreotropin rief einen Exophthalmus hervor. DOBYNS u. WILSON (1954) postulierten auf Grund dieser Versuchsergebnisse, daß bei Patienten, die an einer endokrinen Ophthalmopathie leiden, ein pathogenetischer Faktor nachweisbar sein müsse. Sie injizierten Nativserum dieser Patienten in das Coelom der Elritzen und konnten innerhalb weniger Stunden die Entwicklung eines Exophthalmus feststellen. Die Existenz des postulierten exophthalmogenen Faktors war damit bewiesen: das Serum gewisser Patienten enthielt eine sog. Exophthalmos-Producing Substance (EPS). Da Elritzen jahreszeitliche Schwankungen in der Ansprechbarkeit auf exophthalmogene Reize zeigten (DOBYNS et al., 1961), wählten DER KINDEREN et al. (1960) den Karpfen (Cyprinus carpio) als Versuchsobjekt; sie konnten ebenfalls bei zahlreichen Patienten eine EPS im Serum nachweisen. BRUNISH et al. versuchten 1962, aus Rinderhypophysen eine EPS zu isolieren und extrahierten säulenchromatographisch eine exophthalmogene Fraktion, die physikalisch (Sedimentationskoeffizienz, Molekulargewicht) von einer thyreotropen Fraktion unterscheidbar war. BATES et al. hatten schon 1959 mitgeteilt, daß die thyreotropinreichen transplantablen Hypophysentumoren von Mäusen einer exophthalmogenen Aktivität entbehren. CONDLIFFE (1963) gelang eine Reindarstellung der EPS nicht.

1. Prinzip der gebräuchlichen Methoden

Wir wählten zunächst den Karpfen (Cyprinus carpio) als Versuchstier, da er zu allen Jahreszeiten gleichmäßig auf exophthalmogene Reize reagiert (DER KINDEREN et al., 1960; BLAESER, 1964). Später ergaben sich Schwierigkeiten bei dem Erwerb der Karpfen, da unser Bedarf auf etwa 400 Tiere pro Monat anstieg. Wir verwenden deshalb seit 1963 den Goldfisch (Carassius auratus) zum Nachweis des EPF und fanden keine prinzipiellen Unterschiede im Vergleich zu den bei Karpfen erzielten Versuchsergebnissen.

Bei allen Fischarten ist die Möglichkeit, die exophthalmogene Aktivität des Versuchsmaterials zu beweisen, die gleiche: man injiziert den Tieren das betreffende Präparat oder Serum und mißt vor der Injektion und in willkürlichen Abständen nach der Injektion den Abstand zwischen dem Corneascheitel des einen und des anderen Fischauges: dieser Abstand wird als sog. Intercornealdistanz (ICD) bezeichnet (Abb. 6). Nimmt die ICD post in-

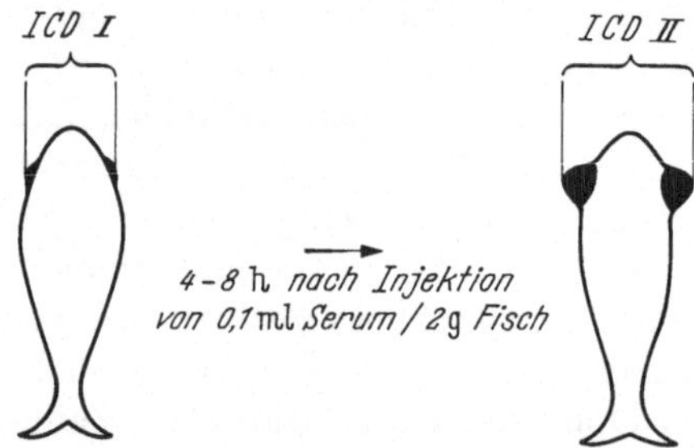

Abb. 6. Biologischer Nachweis des Exophthalmus produzierenden Faktors (EPF): Prinzip der mikroskopischen Bestimmung der Intercornealdistanz (ICD) vor und nach der Injektion einer exophthalmogenen Substanz in das Coelom der Fische

jectionem zu, so wird dem injizierten Material eine exophthalmogene Aktivität zugesprochen. Da der EPF bisher nicht isoliert werden konnte, fehlt eine einheitliche Standardisierung der exophthalmogenen Aktivität. Die Veränderung der ICD ist bislang die einzige objektive Grundlage für den Nachweis eines Exophthalmus produzierenden Faktors. Deshalb kommt dem Meßverfahren, mit dem die ICD bestimmt wird, entscheidende Bedeutung zu. Canadell u. Barraquer (1958) beurteilten die Entwicklung eines Exophthalmus visuell und unterschieden vier Schweregrade. Die gleiche Einteilung wählten Pimstone et al. (1962) unter Zugrundelegung einer Schublehrenmessung. Die Meßgenauigkeit einer ICD-Bestimmung mittels einer Schublehre beträgt 0,1 mm, wie von Dobyns et al. (1961), Haynie et al. (1962), Dewaard et al. (1962) und Condliffe (1963) bestätigt wurde. Um den Meßfehler zu verringern, der dadurch bedingt ist, daß der eine Untersucher die Schublehre der Cornea anlegt, der andere aber eine Berührung der Cornea vermeidet, verbanden Dobyns et al. (1961) die Schublehrenbacken mit einer Visiereinrichtung. In der Absicht, diese Schwierigkeiten zu umgehen, wählten Kemper u. Loeser (1963) ein photographisches und Tengroth et al. (1964) ein — ebenfalls aufwendiges — röntgenphotographisches Verfahren, d. h. die ICD wurde vor der Injektion und zu verschiedenen Zeiten später registriert und auf den entwickelten Aufnahmen nachgemessen. Auch bei diesem Verfahren waren subjektive Meßfehler möglich. Da aber die ICD tageszeitlichen Schwankungen unterworfen ist (Blaeser, 1964), sollte der Meßfehler möglichst gering gehalten und die Meßgenauigkeit gesteigert werden. Wir verwendeten deshalb eine mikroskopische Meßtechnik, die inzwischen auch von Kemper u. Helmecke (1965), Mertz u. Meigen (1965) und Schleusener (1965) angewendet wird und das Interesse von Schwarz (1964) und Frisen (1965) fand.

2. Eigene Methode

Die Versuche wurden in einem fensterlosen, ständig künstlich belichteten und gleichmäßig temperieren, ca 4 qm großen Laboratorium durchgeführt. Die Fische wogen 4—8 g und wurden in den ersten acht Tagen nach der Lieferung in einem 150 l fassenden Aquarium gehalten und mit einem Trockenfutter („Tetramin" der Fa. Dr. Baensch in Melle) ernährt.

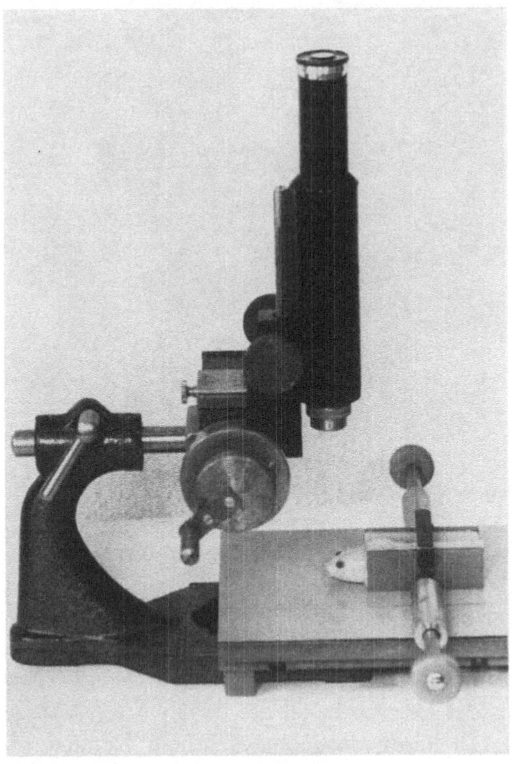

Abb. 7. Biologischer Nachweis des EPF: Mikroskop und Meßtisch mit feuchter Kammer, die den Fisch während der Bestimmung der Intercornealdistanz (ICD) beherbergt

24 Std vor Versuchsbeginn wurden je sechs Tiere in mehrkammerige Aquarien umgesetzt und mit einer Präzisionswaage gewogen. In den Versuchsaquarien wurde das Wasser stets frisch gehalten, die Fische fasteten. Die Versuche begannen morgens mit der 1. ICD-Bestimmung: die Fische wurden dem Aquarium entnommen und in eine feuchte Kammer gebettet (s. Abb. 7), die zugleich als Meßtisch diente. Der Tubus eines Spezialmikroskops (s. Abb. 8) wurde auf das rechte Fischauge gerichtet und ein in den Tubus

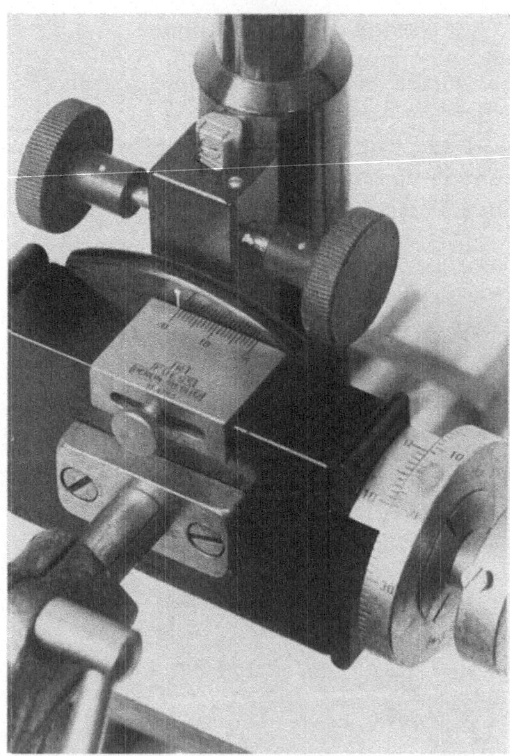

Abb. 8. Biologischer Nachweis des EPF: Meßskala und Mikrometerschraube mit Nonius; kleinster Meßbereich: 0,001 mm

eingelassenes Fadenkreuz mit dem Corneascheitel des rechten Fischauges zur Deckung gebracht. Diese Tubuseinstellung war identisch mit der Nullstellung der Meßskala. Durch Drehen einer Kurbel wurde der Tubus solange nach links bewegt, bis der Corneascheitel des linken Auges von dem Fadenkreuz gedeckt wurde. Der Fisch wurde der feuchten Kammer entnommen, die Untersuchungssubstanz wurde injiziert und der Fisch in das Versuchsaquarium zurückgesetzt. Auf der in die Mikrometerschrauben eingelassenen Meßskala konnte mit einer Genauigkeit von 1/1000 mm die ICD abgelesen werden. Die Messung beanspruchte bei einem Geübten etwa 30 sec und konnte den Fischen in vierstündigen Abständen ohne Schaden zugemutet werden. Jeder Fisch wurde nur einmal verwendet und bei Versuchsende in einem Ätherbad getötet. Durch eine Beschneidung der Flossen in einer festgelegten Reihenfolge konnten bis zu acht Fische in einer Aquarienkammer markiert und identifiziert werden.

Das Injektionsvolumen betrug 0,1 ml pro 2 g Fisch; injiziert wurde mit einer 20er Kanüle via Kloake in das Coelom, das sich fühlbar erweiterte. Durch eine Markierung der Kanüle wurden Verletzungen wegen zu tiefer Injektion vermieden. Neben einer subtilen Meßtechnik ist eine einwandfreie Injektionstechnik wichtigste Voraussetzung für zuverlässige Versuchsergebnisse.

Wie bei allen biologischen Versuchen ist eine Interpretation der Meßergebnisse nur bei hinreichender Sicherung durch Kontrollversuche möglich. Bei jedem EPF-Nachweis und bei allen Versuchen zur Erzeugung oder Verhinderung eines experimentellen Exophthalmus sind folgende Kontrollbestimmungen — bei je sechs Fischen — unerläßlich:

Gruppe A: keine Injektionen,

Gruppe B: Injektion von 0,7%iger NaCl-Lösung in gleichen Abständen wie bei den Versuchsgruppen,

Gruppe C: TSH-Standard oder Serum-Standard.

Da in drei 150-l-Aquarien insgesamt 18 Aquarienkammern zur Verfügung standen, konnten neben diesen drei Kontrollgruppen bis zu 15 Versuchsgruppen gleichzeitig untersucht werden.

So konnten z. B. 15 Seren auf ihre exophthalmogene Aktivität geprüft werden: die erste Messung post injectionem erfolgte nach 4 Std; Goldfischen, die keine Änderung der ICD erkennen ließen, wurde ein zweites Mal Serum injiziert; zeigte sich nach weiteren 4 Std keine Reaktion, wurde das Vorhandensein einer exophthalmogenen Aktivität negiert. In Vorversuchen hatte sich gezeigt, daß auch weitere Injektionen nicht von einer Zunahme der ICD beantwortet wurden. Karpfen können dagegen bis zu 48 Std nach der ersten Injektion noch positiv auf weitere in 12stündigen Abständen erfolgte Injektionen reagieren. Auf diese speciesbedingten Unterschiede wird im folgenden nicht eingegangen, sondern lediglich angegeben, ob die Untersuchung zur Frage eines EPF positiv oder negativ ausfiel. Von einzelnen Untersuchern (De Waard et al., 1962; Pimstone et al., 1964) wurde versucht, sog. EPF-Einheiten festzulegen, d. h. aus der Zunahme der Intercornealdistanz der Fische Rückschlüsse auf das Ausmaß der exophthalmogenen Aktivität des Injektionsmaterials zu ziehen. In fortlaufenden Kontrollversuchen mit der TSH-Charge 217 der Fa. Organon ist es uns nicht gelungen, eine Korrelation zwischen der Dosierung des Thyreotropinstandards und der Zunahme der ICD herzustellen, wie aus der Abb. 9 ersichtlich wird. Da sich demnach eine Dosis-Wirkungskurve nicht reproduzieren ließ, wurde auch darauf verzichtet, etwa ein Serum, das eine auffällige ICD-Zunahme provozierte, zu lyophilisieren und als Vergleichsstandard für weitere ICD-Messungen zu verwenden.

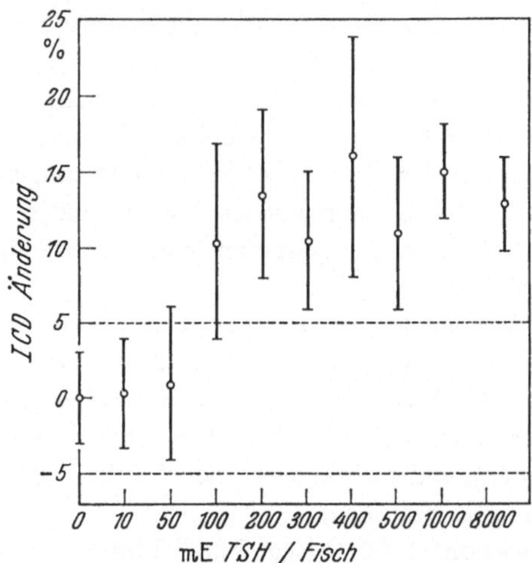

Abb. 9. Experimenteller Exophthalmus: Änderung der ICD nach der Injektion verschiedener TSH-Konzentrationen. Eine lineare Beziehung zwischen Dosis und Wirkung besteht nicht

Für den Nachweis eines EPF muß ebenso wie für die Erzeugung eines experimentellen Exophthalmus festgelegt werden, welche Zunahme der ICD als pathologisch, d. h. als beweisend für die exophthalmogene Aktivität des Injektionsmaterials anzusehen ist. Um diese Grenze zwischen physiologischer und pathologischer ICD-Änderung festzulegen, mußten folgende Fehlermöglichkeiten berücksichtigt werden (Abb. 10): In dieser Abbildung ist

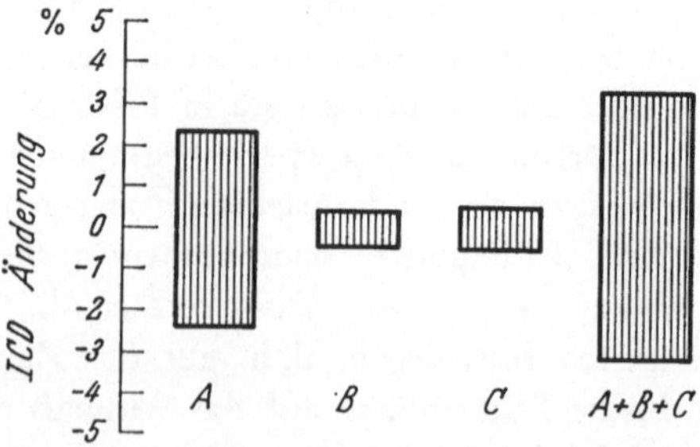

Abb. 10. Biologischer Nachweis des EPF: Fehlermöglichkeiten und maximale Fehlergrenzen bei der Messung der ICD. — A: maximale Spontanschwankung der ICD in 24 Std (120 Fische); B: maximale Änderung der ICD bei falscher Einbettung des Fisches in die Meßkammer (Plastikfisch); C: maximale Einstell- und Ablesefehler (drei verschiedene Untersucher); A+B+C: maximale ICD-Änderung, die nicht einer exophthalmogenen Aktivität entspricht

nicht das statistische Mittel, sondern die maximale ICD-Änderung, die bei 120 Fischen registriert wurde, berücksichtigt, da für die Einzelmessung beim Nachweis eines EPF die maximale Fehlermöglichkeit und nicht ein statistisches Mittel berücksichtigt werden muß. So betrug die maximale Änderung der ICD bei Fischen, die entweder nicht oder mit 0,7%iger NaCl injiziert wurden, ± 2,4% innerhalb 24 Std. Wurde der Fisch schief in die feuchte Kammer eingebettet oder wurden bei einem Plastik-Fisch (bei dem physiologische Tagesschwankungen auszuschließen waren) wiederholte Messungen durchgeführt, so betrug der maximal mögliche Meßfehler 0,5% ICD-Änderung. Schließlich mußte bei annähernd 200 Messungen, die manchmal innerhalb 24 Std erforderlich waren, Einstellungs- und Ablesefehler bei der Bedienung des Mikroskops berücksichtigt werden: der Vergleich der Meßwerte, die fortlaufend von drei verschiedenen Untersuchern bei Plastikfischen registriert wurden, ergab eine Abweichung von maximal ± 0,6% ICD-Änderung. Somit mußte bei der Messung der ICD-Änderung im ungünstigsten Fall mit einem Meßfehler entsprechend einer ICD-Änderung von 3,5% gerechnet werden.

In Anlehnung an die Versuchsergebnisse von Blaeser (1964) wurde festgelegt, daß eine Zunahme der ICD um 5% und mehr stets als Beweis für eine exophthalmogene Aktivität des Injektionsmaterials anzusehen sei.

3. Versuche zur Beeinflussung eines experimentellen Exophthalmus

Da die geschilderte Methode mit hinreichender Zuverlässigkeit erlaubt, einen experimentellen Exophthalmus hervorzurufen, ergab sich zugleich die Möglichkeit, den Einfluß verschiedener hormoneller Extrakte und synthetischer Verbindungen auf die Entwicklung eines experimentellen Exophthalmus zu untersuchen. Es sei an dieser Stelle angefügt, daß alle Versuche mißlangen, die die Rückbildung eines experimentellen Exophthalmus zum Ziele hatten. Dieser Mißerfolg ist darauf zurückzuführen, daß die spontane Rückbildungsrate eines experimentellen Exophthalmus statistisch nicht zu sichern war. Die Versuche, die Entwicklung eines Exophthalmus einzuschränken oder zu verhindern, wurden ohne Berücksichtigung der Frage unternommen, ob der durch Injektion von thyreotropen Hypophysenvorderlappen hervorgerufene Fisch-Exophthalmus als Modell der humanpathologischen endokrinen Ophthalmopathie gewertet werden darf. Dennoch wurde die Fragestellung zu diesen Versuchen der aktuellen Diskussion um die Pathogenese und Therapie der endokrinen Ophthalmopathie entlehnt, zu der auf S. 59 u. 70 näher Stellung genommen wird.

Untersucht wurden Hormone der Schilddrüse, des Hypophysenvorderlappens und -hinterlappens sowie Prednison. Zur Injektion wurden die Schilddrüsenhormone und Prednison durch milde Ansäuerung in Lösung gebracht.

a) Schilddrüsenhormone. Die Versuche wurden an Goldfischen durchgeführt, je 12 Fische bildeten eine Kontrollgruppe, je sechs Fische eine Versuchsgruppe entsprechend folgendem Versuchsschema:

	1. Injektion	2. Injektion
Kontrollgruppe A:	NaCl-Lösung	NaCl-Lösung
Kontrollgruppe B:	NaCl-Lösung	TSH
Versuchsgruppe A:	Schilddrüsenhormon	NaCl-Lösung
Versuchsgruppe B:	Schilddrüsenhormon	TSH

Injiziert wurden folgende Schilddrüsenhormonkonzentrationen pro Tier: 0,5; 1,0; 5,0; 10,0; 50,0; 100,0 γ; in der Abb. 11 sind nur die Konzentrationen 1,0, 10,0 und 100,0 angeführt. Verwendet wurde L-Thyroxin

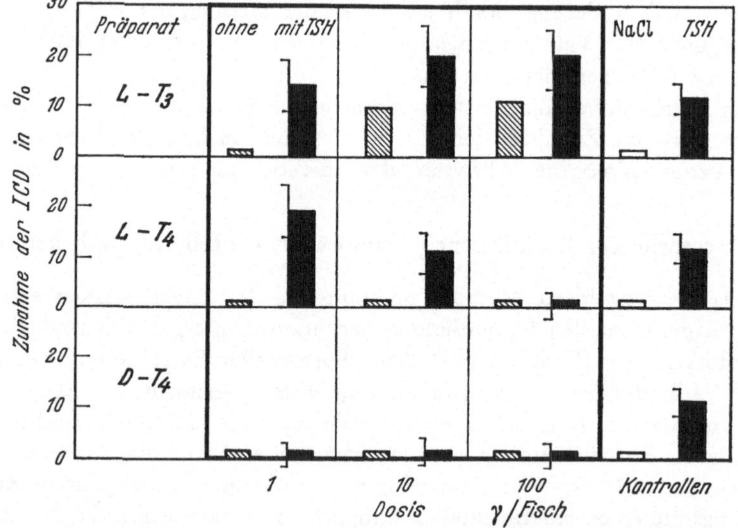

Abb. 11. Die Beeinflussung eines experimentellen Exophthalmus durch Schilddrüsenhormone: Gestrichelte Säulen = Eigenwirkung der Schilddrüsenhormone auf die ICD; schwarze Säulen = ICD-Zunahme nach Injektion von Schilddrüsenhormon und TSH in vierstündigem Abstand. — L-T_3 = L-Trijodthyronin, L-T_4 = L-Thyroxin, D-T_4 = D-Thyroxin. (Höhe der Säulen und Haken = $\bar{x} \pm s\,\bar{x}$)

(Fa. Schuchhardt, München), L-Trijodthyronin (Fa. Farbwerke Hoechst) und D-Thyroxin (Fa. Schweizerhall, Basel-Land). Die zweite Injektion wurde stets 4 Stunden nach der ersten durchgeführt; zeigte sich innerhalb der folgenden 4 Std keine Reaktion auf eine Thyreotropingabe, wurde die Thyreotropininjektion wiederholt. Die Thyreotropinkonzentrationen betrugen stets 200 mE: Goldfische entwickeln innerhalb 4 bis 8 Std nach dieser TSH-Gabe einen Exophthalmus, der einer ICD-Zunahme von 12,5 ± 2,4%

entspricht. Höhere TSH-Konzentrationen steigerten die ICD-Zunahme nicht signifikant (s. Abb. 9).

L-*Trijodthyronin* (L-T_3): die Injektion von 1 γ war ohne Einfluß auf die Exophthalmusentwicklung. 10 γ und — deutlicher — 100 γ hatten eine exophthalmogene Wirkung und potenzierten den experimentellen Exophthalmus.

L-*Thyroxin* (L-T_4): dieses Schilddrüsenhormon hatte keine Eigenwirkung auf die ICD; eine Konzentration von 50 γ (in der Abb. nicht wiedergegeben) hemmte den exophthalmogenen TSH-Effekt und 100 γ blockierten ihn vollständig.

D-*Thyroxin* (D-T_4): dieses synthetische Hormonpräparat verhinderte bereits in einer Konzentration von 0,5 γ/Tier die Entwicklung eines experimentellen Exophthalmus. Toxische Nebenwirkungen wurden nicht beobachtet; solche Nebenwirkungen äußern sich in einer Bewegungsarmut der Fische und Schuppenveränderungen.

Die Annahme, daß die geschilderten Einflüsse auf den Fischexophthalmus nicht der hormonellen Aktivität der Schilddrüsenhormone, sondern deren Jodgehalt entsprechen, kann dadurch widerlegt werden, daß der Jodanteil bei L-Tx und D-Tx identisch ist und die Wirkungen erheblich divergieren. Diese Wirkungsunterschiede zwischen L-Tx und D-Tx wurden auch von TENGROTH (1961 b) sowie TENGROTH u. ZACKRISSON (1962) bei Meerschweinchen beobachtet: den thyreoidektomierten Tieren wurde ebenfalls eine Thyreotropincharge der Fa. Organon injiziert, die innerhalb dreier Tage einen meßbaren Exophthalmus erzeugte. Vorgabe von L- oder D-Thyroxin hinderte die Exophthalmusentwicklung, wobei D-Tx in Konzentrationen von 100 und 400 γ/Tier eine vollständige Blockade bewirkte, während die gleichen L-Tx-Konzentrationen das Ausmaß der ICD-Zunahme lediglich reduzierten. Die Applikation von Thyroxin (POCHIN, 1944) oder Gl. thyr. sicc. (MARINE u. ROSEN, 1933) hatte bei thyreoidektomierten Meerschweinchen keinen exophthalmogenen Effekt. Der bei amerikanischen Untersuchern beliebte Meeresfisch Fundulus heteroclitus reagierte auf eine siebentägige Injektion von 1,0 γ L-Trijodthyronin bei LANGFORD (1957) mit einer Exophthalmusentwicklung, bei DOBYNS et al. (1962) auch auf höhere Konzentrationen ohne meßbare ICD-Änderungen. Auch Papageienfischarten (Sparisoma squalidum und Scarus croicensis) entwikkelten nach Injektion von Trijodthyronin und L-Thyroxin einen Exophthalmus (MATTY et al., 1958). KEMPER u. HELMECKE (1965) wiederholten an Karpfen (Cyprinus carpio) die von uns durchgeführten Versuche mit Schilddrüsenhormonen und konnten die Ergebnisse bestätigen.

Diese divergierenden Befunde können folgende Hypothese stützen: da die Injektion von Thyreotropin offenbar auch bei Fischen eine separate thyreoidale und exophthalmogene Wirkung hat (WERNZE u. DHOM, 1963) und bei hypophysektomierten Fischen ein Exophthalmus nur nach Injektion hoher TSH-Konzentrationen zu provozieren ist (PICKFORD, 1954), vermag — in Abhängigkeit von Fischart, Dauer und Dosis — die Applikation von Schilddrüsenhormonen über den Reglermechanismus die Freisetzung eines EPF aus der Hypophyse und somit einen Exophthalmus zu erzeugen. Diese Hypothese bedarf noch des Beweises, daß auch die Hypophyse von Fischen einen Exophthalmusfaktor sezernieren kann.

b) Hypophysenvorderlappenhormone. Der Einfluß von ACTH (und Cortison) auf den durch TSH induzierten experimentellen Exophthalmus wurde 1954 von ATERMAN ausführlich untersucht: bei normalen und thyreoidektomierten Meerschweinchen hatten ACTH und TSH einen synergistischen Effekt auf die Exophthalmusentwicklung in Konzentrationen, die als Einzeldosis ACTH keine und als Einzeldosis TSH nur eine mäßige Zunahme der ICD erkennen ließen. Ein derartiger Synergismus wurde auch von SMELSER (1962) betont: eine Mischung kleiner TSH-Dosen ohne deutlichen exophthalmogenen Effekt mit einem ACTH-Präparat rief bei Meerschweinchen einen massiven Exophthalmus hervor. DOBYNS (1946), der damals noch Meerschweinchenversuche durchführte, sah keine Verstärkung eines Exophthalmus durch ACTH-Applikation. Bei Goldfischen beobachteten CANADELL und BARRAQUER (1958) ebenfalls einen exophthalmusverstärkenden Effekt eines ACTH-TSH-Mischpräparates. WERNZE u. DHOM (1964) konnten die Versagerquote bei der Erzeugung eines experimentellen Exophthalmus durch Vorgabe von ACTH nicht verringern.

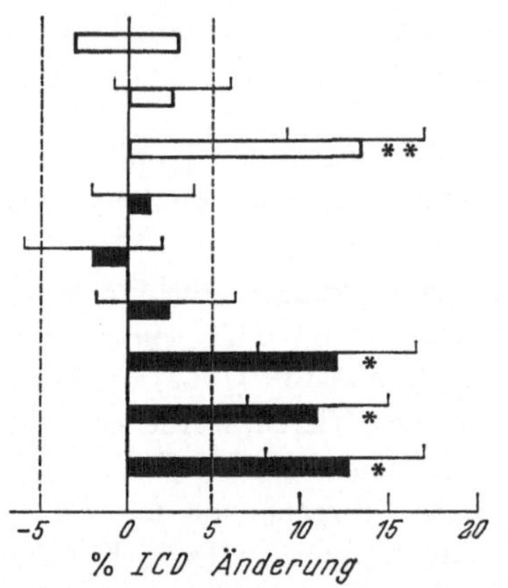

Abb. 12. Die Beeinflussung eines experimentellen Exophthalmus durch adrenocorticotropes Hormon (ACTH): Hohle Säulen = Kontrollen; schwarze Säulen = Änderung der ICD nach ACTH-Injektion (Höhe der Säulen und Haken = $\bar{x} \pm s\,\bar{x}$). Signifikanz der Unterschiede gegenüber der normalen Schwankungsbreite (innerhalb der gestrichelten Linien): * = $P<0{,}05$; ** = $P<0{,}01$

Unsere Versuche wurden ebenfalls an Goldfischen durchgeführt: es wurden zwei TSH-Konzentrationen gewählt, von denen die eine ohne exophthalmogene Wirkung war (50 mE TSH/Fisch), die andere einen Exophthalmus mit Sicherheit provozierte (500 mE/Fisch) (Abb. 12). Im übrigen glich die Versuchsanordnung derjenigen, die auf S. 20 erläutert wurde.

Die untersuchten ACTH-Konzentrationen (ACTH der CIBA AG) hatten keinen eigenen signifikanten Einfluß auf die ICD. Nach Vorinjektion einer unphysiologisch hohen Dosis von 1,0 E synthetischem ACTH führte die Injektion der an sich nicht exophthalmogenen TSH-Konzentration von

0,05 E zu einer ICD-Zunahme von 12,3 (±4%), während die exophthalmogene Wirkung von 0,5 E TSH durch die Vorinjektion von ACTH nicht verstärkt wurde; dies mag damit zu erklären sein, daß die experimentell bei Goldfischen zu erzielende ICD-Zunahme limitiert ist. KEMPER u. HELMECKE (1965) führten ähnliche Versuche bei Karpfen durch und fanden eine ähnliche synergistische exophthalmogene Wirkung bei konsekutiver Injektion von ACTH und TSH. Die histologische Untersuchung der Karpfenschilddrüsen zeigte keinen Unterschied zwischen den Tieren, deren Exophthalmus nur durch TSH und denen, deren Exophthalmus durch ACTH und TSH erzeugt worden war.

Gegen die Annahme, daß die gemeinsame Injektion von ACTH und TSH das einem EPF entsprechende exophthalmogene Prinzip imitiert, sprechen weitere von KEMPER (1965) erhobene Befunde: bei der systematischen Untersuchung exogener hormoneller Einflüsse auf den experimentellen Exophthalmus und auf die Schilddrüsenaktivität bei Karpfen steigerten FSH (Follikel stimulierender Gonadotropinanteil) und LTH (luteotroper Anteil des Gonadotropins) die exophthalmogene TSH-Wirkung, reduzierten aber den thyreotropen Effekt des verwendeten Präparates Thyreostimulin. Die Beobachtung (HORSTER, unveröffentlicht), daß sich bei drei Patientinnen die endokrinen Augensymptome während einer Gravidität besserten und im letzten Trimenon der EPF im Serum nicht mehr nachzuweisen war, veranlaßten Versuche, den Einfluß von Prolactin (HCG = menschliches Choriongonadotropin) auf den experimentellen Exophthalmus zu prüfen. Die Versuchsanordnung und die Ergebnisse gibt die Abb. 13 wieder. HCG hatte keinen Einfluß auf die Zunahme der ICD. KEMPER u. HELMECKE (1965) stellten fest, daß HCG (menschliches Choriongonadotropin) bei Karpfen weder die thyreotrope noch die exophthalmogene Aktivität von Thyreostimulin beeinflußte. Diese eigenen und die von KEMPER u. HELMECKE (1965) mitgeteilten tierexperimentellen Befunde sprechen dafür, daß nur die hypophysären Gonadotropinfraktionen Einfluß auf die thyreotrope und exophthalmogene Hypophysenaktivität nehmen können. Vorgabe von FSH oder LTH hemmte die thyreotrope und ver-

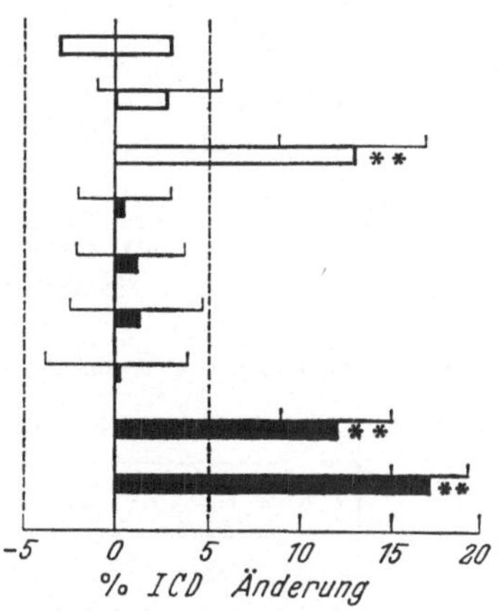

Abb. 13. Die Beeinflussung eines experimentellen Exophthalmus durch menschliches Choriongonadotropin (HCG): Hohle Säulen = Kontrollen; schwarze Säulen = Änderung der ICD nach HCG-Injektion (Höhe der Säulen und Haken = $\bar{x} \pm s\bar{x}$). Signifikanz der Unterschiede gegenüber der normalen Schwankungsbreite (innerhalb der gestrichelten Linien): * = $P<0,05$; ** = $P<0,01$

stärkte die exophthalmogene Aktivität des den Karpfen injizierten TSH-Präparates.

c) Hypophysenhinterlappenhormone. Im Gegensatz zu den glandotropen Hormonen des Hypophysenvorderlappens sind die Octapeptide Oxytocin und Vasopressin, die aus dem Hypophysenhinterlappen sezerniert werden, bisher kaum bei den klinischen und experimentellen Untersuchungen der endokrinen Ophthalmopathie berücksichtigt worden (BÖRNER, 1956). Eigene Beobachtungen über eine diuretische Wirkung des Oxytocin bei Hunden (HORSTER et al., 1959) und über die Beeinflussung eines experimentellen Stauungsödems bei der Ratte (HORSTER, 1960) regten Unter-

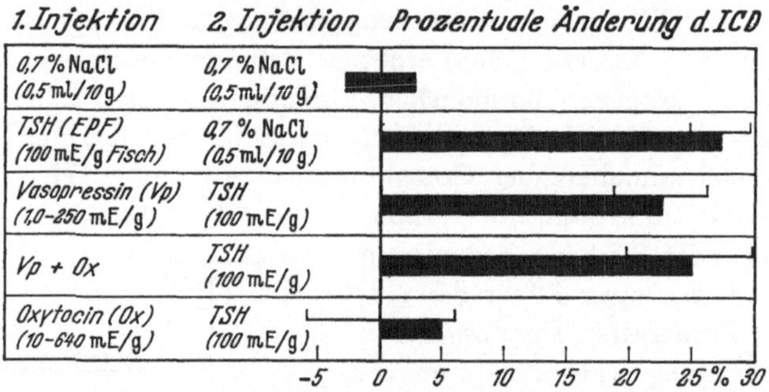

1. Injektion
2. Injektion
Prozentuale Änderung d. ICD
0,7 % NaCl (0,5 ml/10 g)
0,7 % NaCl (0,5 ml/10 g)
TSH (EPF) (100 mE/g Fisch)
0,7 % NaCl (0,5 ml/10 g)
Vasopressin (Vp) (1,0–250 mE/g)
TSH (100 mE/g)
Vp + Ox
TSH (100 mE/g)
Oxytocin (Ox) (10–640 mE/g)
TSH (100 mE/g)
-5
0
5
10
15
20
25 %
30

Abb. 14. Beeinflussung eines experimentellen Exophthalmus durch Vasopressin (Vp) und Oxytocin (Ox): 1. Injektion jeweils 4 Std vor der 2. Injektion. (Säulen mit Haken = $\bar{x} \pm s\,\bar{x}$)

1. Injekt.
Folgende Injekt.
Verhinderg. d. Exophthalmus
0,7 % NaCl
0,7 % NaCl
1 mE Ox/g
TSH (nach 1-3 h)
10 mE Ox/g
TSH (nach 3-16 h)
160 mE Ox/g
TSH (nach 3-32 h)
640 mE Ox/g
TSH (nach 3-48 h)
0
8
16
24
32
40
48
Std

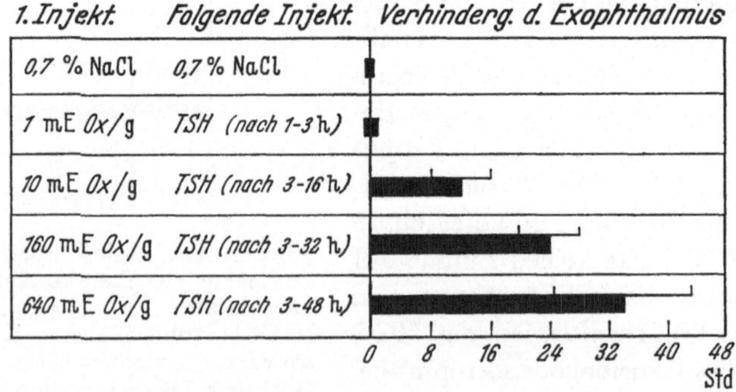

Abb. 15. Die Beeinflussung eines experimentellen Exophthalmus durch Oxytocin: Vorinjektionen von Oxytocin hemmen — in Abhängigkeit von der Oxytocinkonzentration — die Entwicklung eines experimentellen Exophthalmus (TSH-Injektionen in achtstündigen Abständen)

suchungen an, die Wirkung von synthetischem Oxytocin (Orasthin Fa. Hoechst) und synthetischem Vasopressin (Fa. Sandoz) auf einen experimentellen Exophthalmus zu prüfen (Abb. 14 und 15). Die Versuchsanordnung entsprach wiederum der auf S. 20 erläuterten. Vasopressin hatte in Konzentrationen von 1,0 mE bis 250 mE/g Fisch keinen Einfluß auf die ICD-Zunahme nach Injektion von Thyreotropin. Die in diesen Versuchen verwendeten Karpfen reagierten auf die exophthalmogene TSH-Dosis mit einer deutlich stärkeren ICD-Zunahme als Goldfische. Gemeinsame Oxytocin- und Vasopressin-Injektionen beeinträchtigten ebenfalls nicht signifikant die Entwicklung des experimentellen Exophthalmus. Dagegen hatte die Applikation von Oxytocin einen hemmenden Einfluß auf die Exophthalmusentwicklung. Diese Hemmung ist zeitlich begrenzt in Abhängigkeit von der injizierten Oxytocinkonzentration (Abb. 15): So konnten 1 mE die Exophthalmusentwicklung nicht, 10 mE für etwa 12 Std und 640 mE für etwa 32 Std verhüten; erst dann hatte die Injektion von TSH wieder eine typische exophthalmogene Wirkung.

Eine pharmakologische Beeinflussung der exophthalmogenen Anteile des Thyreotropins durch Oxytocin konnte durch in vitro-Versuche ausgeschlossen werden: Oxytocin wurde gelöstem Thyreotropin und EPF-haltigem Patientenserum zugesetzt und minderte nicht deren exophthalmogene Aktivität. Die Hemmwirkung des synthetischen Oxytocins auf die Ausbildung eines experimentellen Exophthalmus kann vorerst nicht erklärt werden. Werner et al. (1964) untersuchten mit der von McKenzie (1958) angegebenen und auf S. 4 geschilderten Bestimmungsmethode für TSH und LATS u. a. die Frage, ob Vasopressin und Oxytocin die Schilddrüse von Mäusen stimulieren können. Werner et al. (1964) hatten wie wir die Vorstellung, daß die beiden Hypophysenhinterlappenhormone bei der Ödembildung im retro- und periocularen Gewebe eine Rolle spielen könnten. Die Versuche zeigten, daß synthetisches Arginin-Vasopressin und Lysin-8-Vasopressin ebenso wie natürliches Pitressin einen Anstieg des $PB^{131}I$ im Blut der Mäuse provozierte, der nach Art und Ausmaß dem Anstieg entsprach, der als LATS-Nachweis gewertet wird. Oxytocin zeigte unter den gleichen Versuchsbedingungen keine signifikante Zunahme des $PB^{131}I$, d. h., es schien die hormonelle Aktivität der Mäuseschilddrüsen nicht zu beeinflussen.

d) Glucocorticoide. Vielseitig sind die Mitteilungen über die Beziehungen zwischen Glucocortioiden und experimentellem Exophthalmus. Williams (1953) beobachtete bei Meerschweinchen und Campbell u. Tonks (1955) bei Ratten eine Exophthalmusentwicklung nach Cortisonapplikation. Aterman (1954) konnte bei normalen und bei thyreoidektomierten Meerschweinchen weder durch intraperitoneale noch durch intraorbitale Injektion von Cortison einen Exophthalmus hervorrufen. Ludwig et al. (1952 a) stellten nach der Injektion von Cortison bei Ratten eine Abnahme des Wasser- und Hexosamingehalts der retrobulbären Gewebe fest, ohne daß sich die ICD signifikant änderte. Ähnlich wie ACTH kann Cortison die exophthalmogene Aktivität eines Thyreotropinpräparates bei Meerschweinchen verstärken (Aterman, 1954). Dieser Cortisoneffekt wird besonders bei thyreoidektomierten Meerschweinchen deutlich und könnte somit einem

Antagonismus zwischen Schilddrüsenhormonen und Nebennierensteroiden entsprechen, wie er dem Pharmakologen geläufig ist (GRAB, 1959). SMELSER u. OZANICS (1954) denken eher an eine permissive Wirkung des Cortisons, d. h. daß eine echte hypophysäre thyreotrope Wirkung nur in Gegenwart dieses Steroids möglich ist. Da beim experimentellen Exophthalmus auch eine Steigerung der Natriumkonzentration in den Augenmuskeln (CAMPBELL u. TONKS, 1955) und eine Zunahme der wasserbindenden Mucopolysaccharide (ATERMAN, 1954) berichtet wurde, muß bei der Beurteilung von Glucocorticoidwirkungen auch deren Einfluß auf Elektrolyte und Polysaccharide berücksichtigt werden. So sind die Mitteilungen zahlreich, die einen Hemmeffekt des Cortisons auf die Ausbildung eines experimentellen Exophthalmus zeigen; dieser Hemmeffekt wird mit einer direkten Einflußnahme des Cortisons auf die Aktivität des Hypophysenvorderlappens oder auf den Stoffwechsel der periocularen und retrobulbären Gewebsformationen erklärt (WYBAR, 1957).

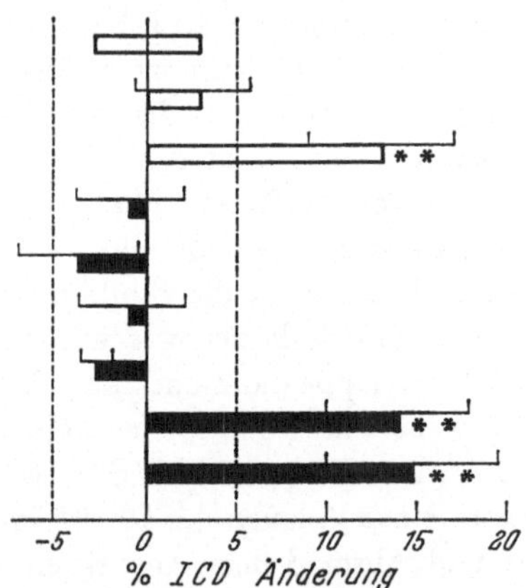

Abb. 16. Die Beeinflussung eines experimentellen Exophthalmus durch Prednison: Hohle Säulen = Kontrollen; schwarze Säulen = ICD-Änderung nach Prednison-Injektion (Höhe der Säulen und Haken = $\bar{x} \pm s\,\bar{x}$). Signifikanz der Unterschiede gegenüber der normalen Schwankungsbreite (innerhalb der gestrichelten Linien): * = $P<0{,}05$; ** = $P<0{,}01$

Untersuchungen über den Einfluß von Glucocorticoiden auf den experimentellen Exophthalmus beim Goldfisch sind bisher nicht veröffentlicht worden. Wir injizierten — in bekannter Versuchsanordnung — Prednison 4 Std vor einer nicht-exophthalmogenen oder exophthalmogenen Thyreotropinkonzentration und wiederholten die Thyreotropingabe nach 4 Std. Im Vergleich zu den Kontrollgruppen zeigte sich in den gewählten Konzentrationsbereichen keine Einflußnahme des Prednisons auf die ICD-Änderung (Abb. 16). KEMPER u. HELMECKE (1965) führten ähnliche Versuche an Karpfen durch: 0,1 mg Cortison hatten weder auf die thyreotrope noch auf die exophthalmogene Aktivität des nachfolgend injizierten Thyreotropinpräparates einen Einfluß. Vielleicht entsprechen diese Befunde lediglich einem Wirkungsverlust des Cortisons nach Injektion bei Kaltblütern.

4. Diskussion

Der Versuch, die zitierten und die eigenen Befunde bei der Erzeugung und Beeinflussung eines experimentellen Exophthalmus zu interpretieren, hat die Beantwortung folgender Fragen zum Gegenstand:

1. Wie läßt sich ein experimenteller Exophthalmus erzeugen?

2. Liegt den vielen Möglichkeiten, einen experimentellen Exophthalmus zu erzeugen, ein pathogenetisches Prinzip zugrunde?

Ad 1:

Ein Exophthalmus kann experimentell ausgelöst werden durch:

a) Entfernung der Schilddrüse bei: Hunden und Kaninchen (GLEY, 1910), Meerschweinchen (DOBYNS, 1946; WILLIAMS, 1953);

b) Applikation von TSH: bei jungen Enten (SCHOCKART, 1931), bei Meerschweinchen (LOEB u. FRIEDMAN, 1932; FRIEDGOOD, 1934; AIRD, 1940; POCHIN, 1944; JEFFERIES, 1949; SMELSER u. OZANICS, 1955), bei Hamstern (CANADELL u. BARRAQUER, 1958), bei Fischen (ALBERT, 1945; DOBYNS u. STEELMAN, 1953; BÖRNER, 1955; CANADELL u. BARRAQUER, 1958; BRUNISH, 1958; DER KINDEREN et al., 1960; HAYNIE et al., 1962; PIMSTONE, 1962; KEMPER u. LOESER, 1963; HORSTER u. KLEIN, 1964 b);

c) Applikation von TSH nach Entfernung der Schilddrüse bei Meerschweinchen (MARINE u. ROSEN, 1933; SMELSER, 1936; DOBYNS, 1946; LUDWIG et al., 1952; ATERMAN, 1954; TENGROTH, 1961 b);

d) Applikation von Thyroxin bei Kaninchen (KUNDE, 1927), jodarmem Futter bei Ratten (LEBLOND u. EARTHY, 1952), jodreichem Futter bei Fischbrut (HAMRE u. NICHOLS, 1928; GROBSTEIN u. BELLANCY, 1939), getrockneter Schilddrüse oder Schilddrüsenhormon bei Fischen (LANGFORD, 1957; MATTY et al., 1958);

e) Thiouracil oder Propylthiouracil bei Ratten (SELLERS u. FERGUSON, 1949; BAIRD et al., 1950; CAMPBELL u. TONKS, 1955), Hamstern (CANADELL u. BARRAQUER, 1958), Fischen (LELOUP u. OLIVEREAU, 1950).

Die Aufstellung dieser scheinbar einander widersprechenden Befunde muß ergänzt werden durch die Erklärung einiger funktioneller Zusammenhänge:

Der Exophthalmus läßt sich bei schilddrüsenlosen Tieren schneller und zuverlässiger provozieren als bei Tieren mit intakter Schilddrüse (MARINE u. ROSEN, 1933; DOBYNS, 1946; ATERMAN, 1954; TENGROTH, 1961 a). Erst nach monatelangen Thiouracilinjektionen wird ein Exophthalmus deutlich; zugleich werden alle Zeichen einer Schilddrüsenunterfunktion offenbar (SELLER u. FERGUSON, 1949; BAIRD et al., 1960; CAMPBELL u. TONKS, 1955). Jodarmes Futter (LEBLOND u. EARTHY, 1952) und die reichliche Jodzufuhr bei der Fischbrut haben beide eine Minderung der Hormonsynthese und somit eine Verarmung an Schilddrüsenhormonen zur Folge. Diese Versuche weisen auf das erste Prinzip hin, das einer experimentellen Exophthalmusentwicklung zugrunde liegt: ein Mangel an wirksamen Schilddrüsenhormonen. Dieser Hormonmangel kann allerdings nicht einzige Ursache der experimentellen Exophthalmusentwicklung sein, da — siehe Aufstellung — auch die Zufuhr von Schilddrüsenhormon und die Applikation von thyreotropem Hormon einen Exophthalmus provozieren können. Aber schon FRIEDGOOD (1934) und später AIRD (1941) war aufgefallen, daß sich die Proptosis erst entwickelt, wenn die Schilddrüsenaktivierung des injizierten HVL-Präparates nachläßt. Die unterschiedliche thyreotrope und exophthalmogene Aktivität von TSH-Präparaten konnte in vivo mehrfach bestätigt werden (JEFFERIES, 1949; SMELSER u. OZANICS, 1955; SMELSER, 1962) und wird vor allem dadurch auffällig, daß die nach einer TSH-Injektion zu beobachtende Schilddrüsenfunktionssteigerung nicht korreliert ist mit dem Auftreten oder der Zunahme eines Exophthalmus. Auch die eigenen Versuche zeigen (Abb. 9), daß bei Goldfischen eine Beziehung zwischen der injizierten TSH-Konzentration und der Zunahme der ICD nicht besteht. Histologische Untersuchungen bestätigten bei Goldfischen (WERNZE u. DHOM, 1964) und Karpfen (KEMPER, 1965) ebenfalls die Differenzen zwischen der thyreotropen und der exophthalmogenen Aktivität eines TSH-Präparates. Andere glandotrope Hormone können nur dann einen Exophthalmus provozieren, wenn sie gemeinsam injiziert werden (SMELSER u. OZANICS, 1955). Diese zahlreichen Befunde dürfen als indirekter Beweis für die Existenz eines Exophthalmus produzierenden Faktors (EPF) angesehen werden. Der EPF ist das zweite Prinzip, das der Entwicklung eines experimentellen Exophthalmus zugrunde liegt.

Die biochemische Trennung der thyreotropen und exophthalmogenen Hypophysenvorderlappenfraktion wurde mehrfach versucht (JEFFERIES, 1949; DOBYNS u. STEELMAN, 1953; WEGELIUS et al., 1959; MAYNIE et al., 1962; BRUNISH et al., 1962). Eine Reindarstellung der beiden Peptide und die Identifizierung ihrer Aminosäuresequenz ist bisher nicht gelungen.

Wenn den Schilddrüsenhormonen und dem EPF die Hauptrollen bei der Entwicklung eines experimentellen Exophthalmus zukommen, so ist weiter zu fragen, welche Rolle andere Hormone spielen.

Vorwiegend untersucht wurde der Einfluß von Cortison und ACTH auf die Exophthalmusentwicklung. Während Cortison von sich aus nur bei Tieren (Ratten, Meerschweinchen, Kaninchen) mit einem Magenulcus einen Exophthalmus provozierte (WILLIAMS, 1953), unterstützten ACTH und Cortison die exophthalmogene Wirkung von Thiouracil bei Ratten (CAMPBELL u. TONKS, 1955) und von TSH bei Meerschweinchen (ATERMAN, 1954). Dieser ACTH- und Cortison-Effekt wurde allerdings von LUDWIG et al. (1952 b) vermißt: die Meerschweinchen entwickelten einen von den Kontrolltieren nicht unterscheidbaren Exophthalmus, obwohl die Wasseransammlung im retrobulbären Gewebe bei Cortisonbehandlung geringer war als bei unbehandelten Tieren. Dieser Befund wirft die Frage nach dem Angriffspunkt des Cortisons bei der experimentellen Exophthalmusentwicklung auf. Ein direkter Zusammenhang zwischen hormoneller Schilddrüsen- und Nebennierenrindenaktivität wird immer wieder postuliert, da z. B. eine mehrtägige Thyroxinbehandlung bei Ratten auch die Sekretion von Nebennierenrindenhormonen stimuliert (WALLACH u. REINEKE, 1949). Andererseits mindert eine Cortisongabe die Schilddrüsenaktivität von Ratten (MONEY et al., 1950; 1951), besonders wenn die Tiere adrenalektomiert (MIGEON et al., 1952) oder hypophysektomiert (EPSTEIN et al., 1953) waren. Dieser letzte Befund (EPSTEIN et al.) scheint ebenso für eine direkte — extrahypophysäre — Wirkung des Cortisons auf die Rattenschilddrüse zu sprechen wie der Nachweis, daß der TSH-Gehalt des Blutes bei thyreoidektomierten Ratten durch Cortison nicht beeinflußt wird (SIMKIN et al., 1953). Die Zellstruktur der Schilddrüse von Ratten (D'ANGELO, 1963) und von Meerschweinchen (TRABERT u. BETZ, 1955) wird durch Cortison nicht geändert. Das Epithel von Mäuseschilddrüsen wird durch Hydrocortisongabe eher gemindert (BABIKIAN, 1964). Unter den untersuchten Keimdrüsenhormonen (SEGALOFF, 1944) und Gonadotropinfraktionen (SMELSER, 1955; KEMPER u. HELMECKE, 1965) hatte keine eine eigene exophthalmogene Wirkung. Oestrogene verstärkten bei Ratten einen durch Jodmangel provozierten Exophthalmus (GASSNER et al., 1947) und hemmten bei Karpfen den durch TSH induzierten Exophthalmus (KEMPER u. HELMECKE, 1965). Choriongonadotropin war beim Goldfisch (Abb. 13) und beim Karpfen ohne Einfluß auf die Exophthalmusentwicklung. Vasopressin zeigte bei Karpfen (BÖRNER, 1955) keine Beeinträchtigung der Exophthalmusentwicklung nach Thyreotropingabe. Die eigenen Versuche (Abb. 14 u. 15) bestätigten die Wirkungslosigkeit von Vasopressin; dagegen hemmte synthetisches Oxytocin die Exophthalmusentwicklung in Abhängigkeit von der injizierten Konzentration. Dieser Hemmeffekt läßt zwei Deutungen zu: eine direkte Beeinflussung der exophthalmogenen Aktivität in vivo oder eine direkte Beeinflussung des EPF über eine Änderung der Schilddrüsenfunktion. Ein direkter Einfluß des Oxytocins auf die Schilddrüsenfunktion von Fischen ist nicht geläufig.

Abschließend sollen die wichtigsten Befunde erwähnt werden, die der Erklärung der retrobulbären und periocularen Veränderungen dienen können, die bei der Entwicklung eines experimentellen Exophthalmus auffällig sind. Wir möchten zunächst auf die ungleichen anatomischen Verhältnisse hinweisen, die bei der Untersuchung von Form und Inhalt der Orbitae verschiedener Species und vor allem zwischen Mensch und Tier deutlich werden. Das Verhältnis von Orbitavolumen zu Orbitainhalt ist u. a. maßgebend für die Ausbildung und den Grad eines experimentellen Exophthalmus. Unabhängig von diesen anatomischen Gegebenheiten finden sich wesentliche Veränderungen im Gewebsstoffwechsel. Eine Ödembildung in verschiedenen retrobulbären Geweben fiel bereits bei den ersten Versuchen an Meerschweinchen auf (SMELSER, 1943; POCHIN, 1944; DOBNYS, 1946). Genauere Untersuchungen (SMELSER u. OZANICS, 1959; ASBOE-HANSEN, 1959) zeigten, daß diese Ödembildung in erster Linie die bindegewebigen Anteile des orbitalen Fettgewebes und das Perimycium der extraoculären Muskeln betraf. Gleichzeitig mit den ödematösen Schwellungen nahm die Zahl der Mastzellen (ASBOE-HANSEN u. IVERSEN, 1951) und die Mucinsekretion (BOLLETT et al., 1960) zu. Diese Stoffwechselveränderungen sollen durch den EPF induziert werden und treffen in gleicher Weise u. a. für Goldfisch (BRUNISH u. SOERENSEN, 1963), Meerschweinchen (TENGROTH, 1961) und den Menschen (ASBOE-HANSEN et al., 1952) zu. Sie sollen ausführlicher auf S. 67 erläutert werden.

5. Zusammenfassung

Unsere Versuche bestätigen, daß Karpfen und Goldfische nach Injektion von Thyreotropin oder von Serum, das Patienten mit einer endokrinen Ophthalmopathie entnommen wurde, eine Zunahme der Intercornealdistanz (ICD) zeigen. Diese Zunahme gilt als Nachweis eines Exophthalmus produzierenden Faktors (EPF). Da die Zunahme der ICD die einzige Möglichkeit ist, die exophthalmogene Aktivität des den Fischen injizierten Materials zu beweisen, kommt der Meßmethode der ICD eine wesentliche Bedeutung zu. Es wurde deshalb eine mikroskopische Bestimmungsmöglichkeit entwickelt, die eine Änderung der ICD mit einer Genauigkeit von 1/1000 mm registrieren kann. Die bisher geläufigen Methoden ließen eine Meßgenauigkeit von 0,1 mm zu. Da die ICD bei unseren Fischen etwa 10 mm betrug und zahlreiche, im einzelnen angeführte Einflüsse den Wert der Meßgenauigkeit einschränken, wurde nur eine Zunahme der ICD um 5% und mehr als Nachweis eines EPF angesehen.

Die Entwicklung eines experimentellen Exophthalmus war bei den Goldfischen und Karpfen nicht korreliert der injizierten TSH-Konzentration. Dieser Unterschied der thyreotropen und exophthalmogenen Aktivität geht auch aus einer ausführlichen Literaturübersicht hervor und dient zugleich als indirekter Beweis für die Existenz eines EPF. Neben dem EPF kommt von allen untersuchten Hormonen denen der Schilddrüse die größe Bedeutung für die Entwicklung eines experimentellen Exophthalmus zu. Die eigenen Versuche zeigen eine Verstärkung des Exophthalmus durch L-Trijodthyronin und seine Verhinderung durch hohe Konzentrationen L-Thyroxin und kleine Konzentrationen D-Thyroxin. Die zitierten Befunde über die Exophthalmusentwicklung bei Tieren mit intakter und solchen mit exstirpierter Schilddrüse, sowie unter Einfluß von Jodmangel, Jodüberschuß, Applikation von Schilddrüsenhormonen und antithyreoidalen Substanzen unterstreichen die Bedeutung der Schilddrüsenhormone. EPF-Sekretion und Schilddrüsenfunktion müssen nach dem derzeitigen Stand der experimentellen Forschung als die wesentlichen Prinzipien bei der Entwicklung eines Exophthalmus angesehen werden. Die Injektion von Serum, das den LATS enthielt, rief nur dann bei Goldfischen und Karpfen einen Exophthalmus hervor, wenn der Patient, dem das Serum entnommen worden war, an einer endokrinen Ophthalmopathie litt.

Unter den übrigen Hormonen kommt den Nebennierenrindensteroiden eine besondere Bedeutung zu, weil sie im Tierexperiment direkt auf die

Schilddrüse einwirken können. Die übrigen untersuchten Hormone sind von untergeordneter Bedeutung für die Entwicklung eines experimentellen Exophthalmus mit Ausnahme des synthetischen Oxytocins, das eine Exophthalmusentstehung verhindern kann. Nicht untersucht wurde der Einfluß der hypophysären Gonadotropine, die bei Karpfen (KEMPER, 1965) die Exophthalmusentwicklung deutlich verstärken.

Es wird angenommen, daß die retrobulbären und periocularen Stoffwechselstörungen, die bei einem experimentellen Exophthalmus stets in Form eines mucinösen Ödems auffällig werden, durch den EPF induziert werden.

III. Klinischer Teil

A. Zur Diagnose der endokrinen Ophthalmopathie

1. Nomenklatur und Definition

Die ersten Beschreibungen der Schilddrüsenüberfunktion durch FLAJANI (1802), GRAVES (1935) und VON BASEDOW (1840) waren bereits mit Hinweisen auf krankhafte Augenveränderungen verbunden. 1885 beschrieb SATTLER drei Patienten mit beidseitigem Exophthalmus ohne Schilddrüsenfunktionsstörung und machte auf eine gleichzeitig bestehende arterielle Hypertonie aufmerksam. BARKER u. HANES berichteten 1909 über 16 Pat., die an einer chronischen Nephritis litten und teils einen Exophthalmus, teils die Symptome einer Konvergenzschwäche (Möbius-Zeichen), einer Retraktion des Oberlides (Dalrympel-Zeichen), eines seltenen Lidschlages (Stellwag-Zeichen) oder ein Zurückbleiben des Oberlides beim Blick nach unten (v. Graefe-Zeichen) boten. FRIEDGOOD (1930) untersuchte die Frequenz der mit einem M. Basedow in Verbindung gebrachten Augensymptome bei 258 Pat. mit erhöhtem und 236 Pat. mit normalem Blutdruck. Er fand bei erhöhtem Blutdruck in 28,2% der Fälle ungleiche Lidspalten (bei normalem Blutdruck 9,3%), einseitigen Exophthalmus in 14,7 (4,6%), das v. Graefe-Zeichen in 13,7 (6,7%) und einen Lidspasmus in 10,0 (4,2%). Außerdem hatte er bei 15,5% der Hypertoniepatienten und bei 5,9% der normotonen Patienten den Eindruck eines beidseitigen Exophthalmus, führte aber keine Hertel-Messungen durch. Dennoch darf aus diesen kurzen historischen Angaben gefolgert werden, daß nicht alle Augensymptome endokriner Natur sind, die bei Schilddrüsenkranken beobachtet werden können. Es ist deshalb üblich (MEANS et al., 1963) und auch vorteilhaft, nicht-endokrine, d. h. sympathicotone Augensymptome von den endokrinen Augensymptomen zu unterscheiden. Zu den sympathicotonen Augensymptomen können folgende — die vorwiegend autonom innervierten Augenlider betreffenden — Zeichen gerechnet werden:

a) Lidretraktion,
b) weite Lidspalte (Dalrympelsches Zeichen),
c) Oberlidschwäche (v. Graefesches Zeichen),
d) Seltener Lidschlag (Stellwagsches Zeichen),
e) Glanzauge,
f) „Starrer Blick".

Diese Symptome finden sich einzeln oder kombiniert bei jedem an einer Hyperthyreose leidenden Patienten und pflegen auch bei einer erfolgreichen Behandlung der Schilddrüsenüberfunktion zu verschwinden. Die Symptome können aber auch bei Hypertonikern oder sog. vegetativ stigmatisierten Patienten nachzuweisen sein und verleiten gelegentlich zu der Diagnose einer Schilddrüsenüberfunktion und zu einer — nicht indizierten — Therapie mit antithyreoidalen Substanzen, die dann echte endokrine Augensymptome provozieren kann. Als endokrine Augensymptome im eigentlichen Sinne können gelten:

a) Konvergenzschwäche (Möbiusschcs Zeichen),
b) Verschwommen-Sehen,
c) Doppelt-Sehen,
d) Bewegungseinschränkung des Augapfels,
e) Augenmuskellähmungen,
f) Lidödeme,
g) Exophthalmus,
h) Schwellung der Tränendrüsen,
i) Chemosis und Corneainjektionen bzw. -ulcerationen als Folge von mangelndem Lidschluß bei Exophthalmus.

Die Pupillen pflegen keine Anomalien aufzuweisen. Um Mißverständnisse zu vermeiden, sei erwähnt, daß diese Augensymptome auch bei kardialen, nephrogenen (WYSS, 1964; WEGMANN, 1965), hepatogenen (SUMMERSKILL u. MOLNAR, 1962) oder allergischen (QUINKE, 1882) Leiden sowie bei orbitalen und intrakraniellen Drucksteigerungen infolge Zirkulationsstörungen, Blutungen, Entzündungen oder Geschwülsten (ZIELINSKI, 1957; FANTA, 1964; GÖRZ, 1964; THOMANN, 1964) anzutreffen sind. *Ein für die endokrine Ophthalmopathie typisches oder gar pathognomonisches Augensymptom gibt es nicht.*

Die differentialdiagnostischen Schwierigkeiten kommen in trefflicher Weise auch in der Vielzahl der Namen zum Ausdruck, die versuchen, der endokrinen Genese oder den bevorzugten Symptomen des Augenleidens gerecht zu werden:

Struma exophthalmica (VIRCHOW, 1868),
Exophthalmic goiter (LANDSTRÖM, 1909),

Progressive exophthalmos (NAFFZIGER, 1931),
Exophthalmic ophthalmoplegia (STALLARD, 1936),
Ophthalmoplegic ophthalmopathia (BRAIN, 1938),
Thyreotropic vz. thyreotoxic exophthalmos (MULVANY, 1944),
Hyperophthalmopathic Graves' disease (MEANS, 1945),
Exophthalmie oedemateuse (KLOTZ, 1948),
Thyreo-hypophysäres Syndrom (LAMBERG, 1954),
Endocrine exophthalmos (WYBAR, 1957),
Exoftalmia endocrina (CANADELL u. BARRAQUER, 1958),
Post-thyreotoxic exophthalmos (VAIL, 1961),
L'oftalmopatia endocrina (FOSSATI, 1964) u. a.

HORST und ULLERICH hielten 1958 die Bezeichnung „Ophthalmopathie bei diencephalo-hypophysärer Dysregulation" für zutreffend, aber auch für zu umständlich und beschränkten sich auf den Terminus „endokrine Ophthalmopathie", der sich inzwischen im deutschen Sprachraum weitgehend durchgesetzt hat und auch in der eigenen Klinik seit 1960 (KLEIN et al.) üblich ist.

Unter Vorwegnahme der in den folgenden Abschnitten vorgetragenen Ergebnisse kann definiert werden: die endokrine Genese einer Ophthalmopathie darf dann als bewiesen gelten, wenn

a) der Suppressionstest mit L-Trijodthyronin negativ ausfällt,
b) das $PB^{131}I$ über 0,25% der Dosis/l Serum erhöht ist,
c) der Exophthalmus produzierende Faktor im Serum nachzuweisen ist.

Dieser Definition liegen die in den folgenden Abschnitten zu erläuternden diagnostischen Methoden und klinisch-experimentellen Ergebnisse zugrunde.

2. Erhebung der Befunde

a) Die Schilddrüsenfunktion wurde nach folgenden Gesichtspunkten beurteilt:

Subjektive Beschwerden: Wärmetoleranz, Herzklopfen, Schlaf, Appetit, Stuhlgang, Haarausfall, Nervosität.

Objektive Symptome: Verhalten von Gewicht, Pulsfrequenz, Fingertremor, Hautbeschaffenheit, Umfang und Tastbefund des Halses.

Technische Methoden: Grundumsatzbestimmung (Knipping-Apparat von Dargatz, Hamburg), Cholesterinbestimmung im Serum, Hormonjodanalyse im Serum ($PB^{127}I$) nach KLEIN (1952), Zweiphasenstudium mit ^{131}J nach HORST (1954), Schilddrüsen-Scintigraphie, in vitro-Test mit Radio-Thybon (HORSTER und KLEIN, 1964 a).

b) Beurteilung der endokrinen Augensymptome:

Subjektive Beschwerden: Stirnkopfschmerzen, Druckgefühl hinter den Augen, Wind- und Lichtempfindlichkeit, Sandkorngefühl bei Lidschluß,

Verschwommensehen, vor allem morgens, Doppeltsehen, vor allem morgens, verquollene Augenpartien, morgens.

An dieser Stelle muß auch die anhaltende psychische Belastung erwähnt werden, die durch jeden Blick in den Spiegel verstärkt wird und in der Bemerkung zum Ausdruck kommt: „ich fühle mich so sehr entstellt". Objektive Symptome: Exophthalmus, Augenmuskelschwäche bei Blickwendung, Augenmuskellähmung (Schielstellung), Bulbusdruck (palpatorisch geprüft), Lidödeme (palpatorisch geprüft), Infiltrate.

Technische Methoden: Messung der protrusio bulborum mit dem Hertelschen Exophthalmometer (Fa. Krahn, Hamburg). Bestimmung des $PB^{131}I$: 48 Std nach Applikation von 50 μC ^{131}J wurde Blut entnommen und die Radioaktivität im Trichloressigsäuresediment von 1,0 ml Serum gemessen und als % der Dosis pro Liter Serum errechnet (KLEIN, 1960). Depressionstest: es wurde zunächst ein normaler Radiojodtest absolviert, dann für mindestens 8 Tage Schilddrüsenhormon oral appliziert und der Radiojodtest wiederholt: lagen die Werte des 2. Testes um mindestens 20% unter denen des ersten Testes, so war der Depressionstest positiv (WERNER, 1956; 1962).

Nachweis des Exophthalmus produzierenden Faktors (EPF) im Serum (s. S. 15).

Bestimmung des Thyreotropinspiegels (TSH) im Serum (s. S. 4).

3. Anzahl, Alter und Geschlecht der Patienten

Bei 420 Pat. wurde in der Zeit vom 1. Januar 1957 bis 31. Dezember 1964 eine endokrine Ophthalmopathie diagnostiziert. Unter 4120 im gleichen Zeitraum untersuchten Schilddrüsenkranken litt demnach jeder zehnte unter endokrinen Augensymptomen. Tabelle 3 zeigt, daß bei 635 Pat.

Tabelle 3. *Endokrine Ophthalmopathie: Anteil der hyperthyreoten und der euthyreoten Verlaufsform unter allen hyperthyreoten und euthyreoten Schilddrüsenpatienten zwischen 1. 1. 1957 und 31. 12. 1964*

Schilddrüsenfunktion	ohne e. O.	mit e. O.	Gesamt
Hyperthyreose	382	253	635
Euthyreose	3213	167	3380
Hypothyreose	105	—	105
Gesamt	3700	420	4120
in %	90%	10%	100%

eine Schilddrüsenüberfunktion diagnostiziert wurde und bei 253 dieser Hyperthyreosen (40%) zudem endokrine Augensymptome nachzuweisen waren. Bei 167 Pat. entsprachen die Schilddrüsenfunktinosprüfungen

Tabelle 5. *Übersicht klinisches Material: Anzahl aller untersuchten Patienten und Anteil der Patienten mit EPF-, TSH- und LATS-Bestimmungen*

	Männer	Frauen	Gesamt
Euthyreosen			
1. Kontrollen			
a) EBF-Bestimmungen	28	77	105
b) TSH und LATS	4	9	13
2. Blande Strumen gesamt	512	2701	3213
a) EPF vor Therapiebeginn	7	45	52
b) EPF unter Thyr. sicc.	7	16	23
c) EPF prä und post op.	5	40	45
d) TSH und LATS vor Therapie	2	14	16
e) TSH und LATS post op.	—	16	16
3. Endokrine Ophthalmopathie Gesamt	46	121	167
a) EPF-Bestimmungen bei			
e. O. post op.	1	8	8
post ^{131}J	3	2	5
post AS	9	22	31
spontan	6	3	9
endogene Endokrine	5	28	33
b) TSH und LATS bei			
e. O. post ectom.	—	2	2
post ^{131}J	1	1	2
post AS	1	11	12
spontan	3	1	4
endogene Endokrine	4	7	7
Hyperthyreosen	104	531	635
1. Ohne endokrine Ophthalmopathie	54	328	382
a) EPF vor Therapiebeginn	13	18	31
post op.	2	9	11
post ^{131}J	10	18	28
unter AS	3	11	14
b) TSH und LATS vor Therapie	3	8	11
2. Mit endokriner Ophthalmopathie	50	203	253
a) EPF vor Therapiebeginn	15	22	37
post op.	1	5	6
post ^{131}J	14	77	91
unter AS	4	29	33
b) TSH und LATS vor Therapie	3	6	9
nach ^{131}J, Op. oder AS	4	16	20
Hypothyreosen			
a) primäre: EPF, TSH und LATS	—	13	13
b) sekundäre: EPF, TSH und LATS	—	2	2

einer Euthyreose, als sie wegen ihres Augenleidens unsere Schilddrüsenabteilung aufsuchten. Euthyreot waren ferner 3213 Pat. mit einer diffusen oder knotigen oder Rezidiv-Struma, die ebenfalls zwischen 1957 und 1965 untersucht wurden. Eine Schilddrüsenunterfunktion primärer (thyreogener) oder sekundärer (hypophysärer) Genese wurde bei 105 Pat. diagnostiziert. Endokrine Augensymptome waren bei diesen hypothyreoten Kranken nicht auffällig. Tabelle 4 spiegelt die Geschlechtsverteilung wider: das

Tabelle 4. *Endokrine Ophthalmopathie: Anteil des männlichen und weiblichen Geschlechts bei der hyperthyreoten und euthyreoten Verlaufsform*

	Männlich	Weiblich	Gesamt	♂ : ♀
Euthyreote e. O.	46	121	167	1 : 2,6
Hyperthyreote e. O.	50	203	253	1 : 4,0
Gesamt	96	324	420	1 : 3,4

weibliche Geschlecht erkrankt an endokrinen Augenleiden häufiger als das männliche, doch verschiebt sich der Geschlechtsquotient beim Vergleich der hyperthyreoten und euthyreoten Patienten zu Ungunsten der Männer, die relativ häufiger erkranken. Dieser Unterschied wird besonders auffällig, wenn man die Hyperthyreosen ohne Augensymptome zum Vergleich heranzieht: hier liegt der Geschlechtsquotient bei 6,1 (Horster u. Klein, 1964 c).

Nur bei einem kleineren Teil dieser Patienten wurden die — erst seit 1961/62 an unserer Klinik praktizierten — Bestimmungen von EPF, TSH und LATS durchgeführt. Deshalb wird in der Tab. 5 (siehe Seite 35) mitgeteilt, welche Patientengruppen insgesamt untersucht wurden und bei wievielen die speziellen Untersuchungen durchgeführt wurden, die Gegenstand dieser Arbeit sind.

4. Somatische Befunde

Da die diagnostischen Fakten auch im Hinblick auf die Klärung der Pathogenese des endokrinen Augenleidens zusammengestellt wurden, wird zunächst das Alter mitgeteilt, in dem sich die endokrinen Augensymptome manifestierten (Abb. 17). Bei der hyperthyreoten Erscheinungsform war für das fünfte Lebensjahrzehnt ein absoluter Erkrankungsgipfel nachzuweisen; an einer euthyreoten endokrinen Ophthalmopathie erkrankten etwa gleichviel Patienten im 4., 5. und 6. Lebensjahrzehnt. Jenseits des 7. oder vor dem 2. Dezennium scheint die endokrine Ophthalmopathie selten manifest zu werden.

In der Hoffnung, einen tieferen Einblick in den Verlauf der Krankheit zu gewinnen, wurden die Symptome willkürlich in drei Schweregrade eingeteilt. Tabelle 6 erläutert diese Gradeinteilung bei 167 euthyreoten endokrinen Ophthalmopathien. Die Auswahl erfolgte nach folgenden Gesichtspunkten:

Die leichteren Fälle wurden unter Grad I zusammengefaßt: es handelt sich um Patienten, bei denen entweder nur Lidödeme oder nur ein mäßiger

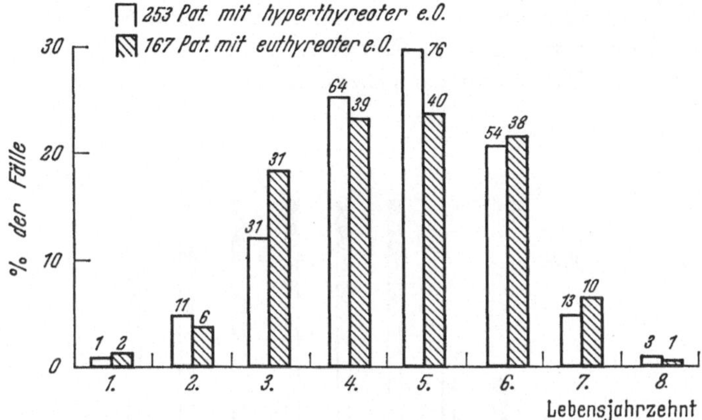

Abb. 17. Endokrine Ophthalmopathie: Manifestationsalter bei der hyperthyreoten und der euthyreoten Verlaufsform

Tabelle 6. *Einteilung und Frequenz der endokrinen Augensymptome. (167 Pat. mit euthyreoter endokriner Ophthalmopathie)*

Symptom	Anzahl	Grad	n	%
Lidödem	23	I	99	59
Exophthalmus	10			
Flüchtige Plegie	1			
Lidödeme und Exophthalmus (Hertelwert unter 20 mm)	65			
Lidödeme und Exophthalmus (Hertelwert über 20 mm)	12	II	45	27
Lidödeme und flüchtige Plegie	9			
Lidödeme und fixierte Plegie	11			
Lidödeme, Exophthalmus und flüchtige Plegie	13			
Exophthalmus und fixierte Plegie	5	III	23	14
Lidödeme, Exophthalmus und fixierte Plegie	10			
Sog. „maligner“ Exophthalmus, d. h., zusätzlich Ulcerationen und Chemosis	8			
Zusammen	167		167	100

Exophthalmus oder eine Kombination dieser beiden Symptome nachzuweisen war. In die Kategorie „Grad III“ wurden Patienten eingestuft, bei denen eine Augenmuskellähmung mit Lidödemen oder/und Exophthalmus verbunden war und deren Augenleiden zudem durch eine Binde- oder Hornhautentzündung oder Chemosis kompliziert wurden. Die übrigen Patienten wurden der Kategorie „Grad II" zugezählt. Die Verteilung der Symptome auf die drei Schweregrade entspricht etwa einem Verhältnis von 3 : 2 : 1.

Auch die Beantwortung der Frage, ob gewisse Symptome in gewissen Altersstufen bevorzugt in Erscheinung treten, schien von Interesse zu sein, zumal die Erkrankungshäufigkeit zwischen dem 4. und 6. Lebensjahrzehnt etwa die gleiche war (Abb. 17). Um einer größtmöglichen Differenzierung der Symptome willen wurde das Lebensalter in Fünfjahresabschnitte unterteilt (Abb. 18).

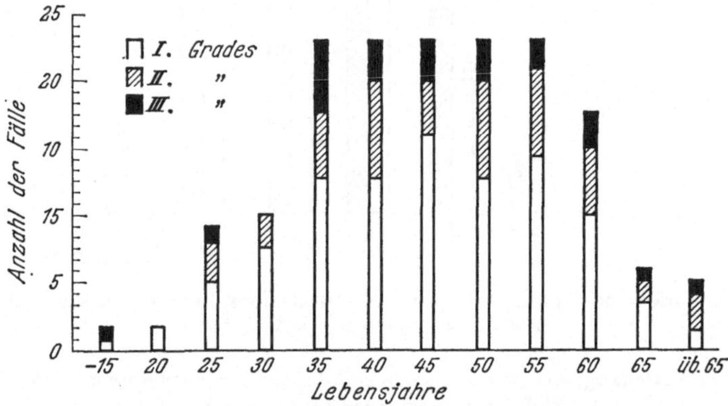

Abb. 18. Euthyreote endokrine Ophthalmopathie: Zusammenhang zwischen Manifestationsalter und Schweregrad der Augensymptome

Die Abb. 18 zeigt, daß sich zwischen dem 35. und 60. Lebensjahr wesentliche Unterschiede in der Häufigkeit und der Schwere der Symptome nicht nachweisen lassen. Vor dem 35. und nach dem 60. Lebensjahr änderte sich zwar die Frequenz der Erkrankungen, nicht aber ihre Symptomatik.

Der einseitige Exophthalmus. Nicht unterschieden wurde bisher zwischen ein- und doppelseitig auftretenden endokrinen Augensymptomen. Besonders der einseitige Exophthalmus kann immer wieder Anlaß zu differentialdiagnostischen Schwierigkeiten sein, wenn anamnestische oder klinische Hinweise auf eine Schilddrüsenfunktionsstörung fehlen. Unter den 167 Pat., die an einer euthyreoten endokrinen Ophthalmopathie litten, hatten 26 (16%) einen einseitigen Exophthalmus, unter 253 hyperthyreoten Ophthalmopathien fanden sich ebenfalls 26 Pat. (10%) mit nur einseitigen Augensymptomen. Ob dieser einseitigen Manifestation der endokrinen Augensymptome eine besondere pathogenetische Bedeutung zukommt, ist ungewiß (Horst u. Ullerich, 1962).

Das lokale Myxödem. Ein Symptom, das ebenfalls von besonderem Interesse im Hinblick auf die Pathogenese ist, stellt das sog. prätibiale circumscripte Myxödem dar. Diese meist symmetrisch vorwiegend an den Unterschenkeln, aber auch an anderen Predilektionsstellen auftretenden wächsernen, reichlich behaarten, etwa handflächengroßen Schwellungen fanden sich unter unseren 4120 Schilddrüsenpatienten nur dann, wenn zugleich endokrine Augensymptome deutlich waren. Lokale Myxödeme ohne Schilddrüsenfunktionsstörung sind nicht geläufig, wohl aber solche ohne Augensymptome (PINCHERA et al., 1965). Wir konnten bei 13 endokrinen Ophthalmopathien circumscripte Myxödeme feststellen, halten diese Zahl aber für unverbindlich, da nicht alle Untersucher nach lokalen Hautveränderungen fragten bzw. die verdächtigen Hautpartien inspizierten und palpierten.

5. Experimentelle Befunde bei der euthyreoten und hyperthyreoten endokrinen Ophthalmopathie

In dem folgenden Abschnitt werden die Befunde wiedergegeben, die mit technischen und biologischen Methoden erhoben wurden:

a) Das Zweiphasenstudium mit Radiojod (^{131}J) (Radiojodtest). Das Zweiphasenstudium mit Radiojod schließt die Messung der Jodid- und Hormonphase des thyreoidalen Jodumsatzes 2, 24 und 48 Std nach oraler Gabe von 50 μC ^{131}J ein. Da von HORST u. ULLERICH (1958) der Hormonphase ein pathognomonischer Wert bei der differentialdiagnostischen Frage nach der endokrinen Natur des Augenleidens zuerkannt wurde, sollen zunächst die bei unseren Patienten gemessenen Werte wiedergegeben werden (Tab. 7).

Tabelle 7. *Schilddrüsenbefund, Schweregrad der E. O. und PB^{131}I bei 167 euthyreoten E. O.*

Geschlecht	Grad	ohne Struma		mit Struma		mit op. Struma	
		(*n*)	PB^{131}I	(*n*)	PB^{131}I	(*n*)	PB^{131}I
Frauen	I	(56)	0,53 ± 0,02	(19)	1,45 ± 0,12	(8)	1,02 ± 0,22
	II	(18)	1,12 ± 0,09	(5)	1,45 ± 0,29	(8)	1,29 ± 0,19
	III	(5)	0,58 ± 0,31	(0)	—	(2)	1,13 ± 0,21
Männer	I	(13)	0,58 ± 0,09	(1)	1,72	(2)	0,39 ± 0,01
	II	(12)	1,26 ± 0,09	(2)	0,94	(0)	—
	III	(10)	1,18 ± 0,23	(3)	1,91	(3)	0,99
Gesamt	I	(69)	0,54 ± 0,02	(20)	1,47 ± 0,13	(10)	0,89 ± 0,24
	II	(30)	1,17 ± 0,09	(7)	1,30 ± 0,26	(8)	1,29 ± 0,19
	III	(15)	0,98 ± 0,29	(3)	1,91	(5)	0,44 ± 0,27

Bei der Beurteilung dieser PB^{131}I-Werte muß beachtet werden, daß auch bei Schilddrüsenkrankheiten, die nicht mit einer Ophthalmopathie verbunden sind, die Hormonphase im Radiojodtest beschleunigt und somit das eiweißgebundene radioaktive Hormonjod im Serum erhöht sein kann. Bei jeder Schilddrüsenüberfunktion ist das $PB^{131}I$ über die Norm von 0,25% erhöht, oft auch noch nach der klinischen Heilung. Auch bei den meisten operierten Schilddrüsen finden sich überhöhte $PB^{131}I$-Werte, weil das verbliebene stoffwechselaktive Schilddrüsengewebe durch einen erhöhten Jodumsatz eine normale Hormonproduktion aufrecht erhalten kann. Als Folge einer Radiojodtherapie kann — wie nach einer Schilddrüsenoperation — eine Erhöhung des $PB^{131}I$ beobachtet werden. Schließlich können auch bei adenomatösen blanden Strumen oder bei kolloidarmen Schilddrüsen bei der Stoffwechselprüfung mit Radiojod erhöhte $PB^{131}I$-Werte nachgewiesen werden, obwohl der Jodstoffwechsel einer Euthyreose entspricht, wie z. B. durch die chemische Analyse des Hormonjods oder den in vitro-Test mit radioaktivem Trijodthyronin belegt werden kann.

In der Tab. 7 wurden deshalb nur die bei euthyreoten endokrinen Ophthalmopathien ermittelten Werte angeführt und folgende Unterscheidungen berücksichtigt: Geschlecht der Patienten, Schweregrad der Ophthalmopathie und Schilddrüsenbefund (normale oder operierte Schilddrüse oder Struma). Wenn auch — mangels eines für alle Gruppen zutreffenden Vergleichswertes — auf die tabellarische Wiedergabe von P-Werten verzichtet wurde, so wird doch der signifikante Unterschied ersichtlich, der bei der Patientengruppe ohne Struma zwischen den $PB^{131}I$-Werten der Schweregrade I und II besteht ($p < 0{,}01$). Dieser Unterschied wird bei beiden Geschlechtern deutlich, findet sich aber nicht bei Patienten mit Struma oder nach Schilddrüsenoperation. Nicht alle Patienten, bei denen die Diagnose einer euthyreoten endokrinen Ophthalmopathie gestellt wurde, hatten eine beschleunigte Hormonphase. So fanden sich „normale", d. h. unter 0,25% liegende $PB^{131}I$-Werte bei 5 Pat. (3%) mit einer doppelseitigen endokrinen Ophthalmopathie; sie war aber schon seit 18 Monaten und mehr manifest, bevor eine Radiojoduntersuchung durchgeführt werden konnte. Einer besonderen Erwähnung bedürfen die einseitigen Ophthalmopathien: 4 Pat. (von 26!) mit einem einseitigen Exophthalmus hatten eine normale Hormonphase im Zweiphasenstudium mit Radiojod, obwohl diese spezielle Schilddrüsenuntersuchung bereits innerhalb der ersten sechs Monate nach Beginn der Ophthalmopathie durchgeführt werden konnte [1].

b) Der Suppressionstest mit Schilddrüsenhormonen. Bei einigen dieser Patienten mit ein- oder beidseitigem Exophthalmus und normalen $PB^{131}I$-Werten wurde zur weiteren differentialdiagnostischen Klärung der sog. Suppressionstest durchgeführt: nach acht- oder mehrtägiger oraler Applikation von Schilddrüsenhormonpräparaten wurde der Radiojodtest wiederholt und mit den Werten des ersten Testes verglichen. Konnte eine Ernied-

[1] Es sei auch an dieser Stelle die vortreffliche Zusammenarbeit mit der Augenklinik (Direktor: Prof. Dr. CUSTODIS) der Universität Düsseldorf dankbar vermerkt.

rigung (Suppression) der Zweitwerte um mehr als 20% registriert werden, so galt der Suppressionstest als positiv, d. h. normal. Bei fehlender Suppression wird eine Störung des sog. Reglermechanismus angenommen: in diesem Fall hat die mehrtägige Gabe von Schilddrüsenhormon nicht — wie bei intaktem Reglermechanismus — über eine Drosselung der hypothalamisch gesteuerten hypophysären Thyreotropinsekretion eine Minderung der thyreoidalen Hormonproduktion und -sekretion auslösen können. Dieser Defekt in den hormonellen Steuerungsfunktionen scheint ebenfalls von besonderer Bedeutung bei der Pathogenese der endokrinen Ophthalmopathie zu sein, da er bei vielen dieser Patienten nachzuweisen ist. Die vorgelegten Untersuchungsergebnisse beziehen sich wiederum ausschließlich auf die euthyreoten endokrinen Ophthalmopathien, weil bei allen Hyperthyreosen — mit und ohne endokrine Augensymptome — der Suppressionstest negativ ausfällt und andererseits ein positiver Suppressionstest stets als das entscheidende Indiz gegen das Vorliegen einer Hyperthyreose gewertet werden muß (Oberdisse, 1960).

Es wurde nicht nur der „klassische" von Werner (1955) für die Diagnose der endokrinen Ophthalmopathie inaugurierte Suppressionstest mit L-Trijodthyronin (Thybon) durchgeführt, sondern auch die Wirkung von Gl. thyr. sicc. (Thyreoidin) und von synthetischem D-Thyroxin (Dethyrona) untersucht. Bei 12 Pat. wurde Thyreoidin (100 mg/die), bei 13 Pat. Thybon (100 γ/die) und bei 11 Pat. Dethyrona (2 mg/die) oral appliziert. Die Ergebnisse sind in den folgenden Abb. 19, 20 u. 21 wiedergegeben.

Die Abb. 19 zeigt, daß nur bei einem von 12 Pat. nach der Medikation mit Thyreoidin ein positiver Suppressionstest deutlich war, während bei den übrigen 11 Pat. das PB^{131}I nicht deprimiert wurde. Dieser eine Patient darf insofern als Ausnahme bezeichnet werden, als der Ausgangswert bereits unter 0,25%, d. h. im Normbereich lag und die Depression somit zwar rechnerisch aber nicht funktionell signifikant ist. Die gleichzeitig bei allen Patienten durchgeführte chemische Analyse des Hormonjods im Serum ergab keine signifikante Änderung der — stets normalen — Werte: die kurzfristige Thyreoidingabe führte zu einem statistisch nicht zu sichernden Anstieg des PBI von 5,6 auf 6,4 γ-%.

Bei 13 Pat. wurde der Suppressionstest unter einer täglichen Applikation von 100 γ L-Trijodthyronin durchgeführt (Abb. 20): eine ausreichende Suppression des PB^{131}I-Wertes wurde bei keinem dieser Patienten festgestellt, die Hormonphase schien unter L-Trijodthyronin eher beschleunigt statt reduziert zu werden. Das chemisch analysierte Hormonjod fiel im Mittel von 6,0 auf 5,6 γ-% ab: eine statistisch nicht signifikante Differenz.

Abb. 21 zeigt die PB^{131}I-Werte, die vor und nach mehrtägiger Gabe von D-Thyroxin (2 mg Dethyrona/die) gemessen wurden: unabhängig von der Zeitspanne der D-Thyroxin-Applikation wurde bei 10 der 11 Pat. eine ausreichende Depression deutlich, d. h. der Suppressionstest war positiv. Bei einem Patienten fiel der Suppressionstest negativ aus: der Ausgangswert lag bereits unter 0,25% der Dosis und wurde durch D-Thyroxin nicht weiter deprimiert.

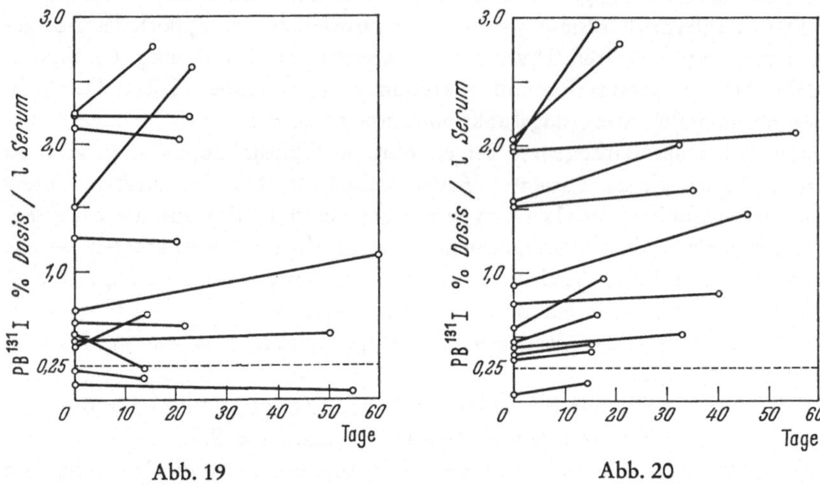

Abb. 19. Euthyreote endokrine Ophthalmopathie: Suppressionstest mit Glandula thyreoidea siccata (Thyreoidin)

Abb. 20. Euthyreote endokrine Ophthalmopathie: Suppressionstest mit L-Trijodthyronin (Thybon)

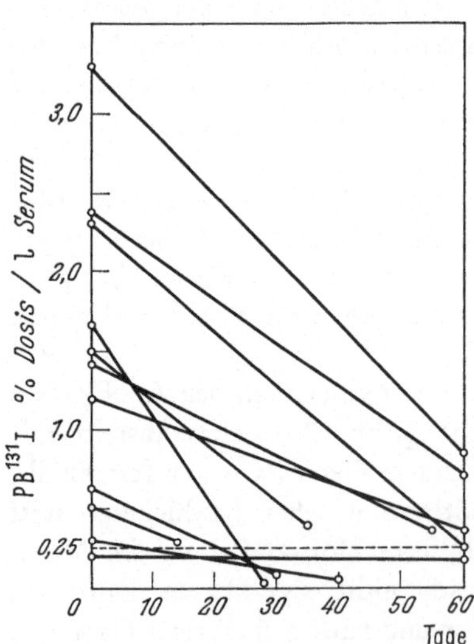

Abb. 21. Euthyreote endokrine Ophthalmopathie: Suppressionstest mit D-Thyroxin (Dethyrona)

Der Jodidgehalt des D-Thyroxin-Präparates beträgt 1,25 mg pro Tablette (2 mg); deshalb muß die Frage geklärt werden, ob die unter 2 mg Dethyrona/die zu beobachtende Depression der $PB^{131}I$-Werte bei euthyreoten endokrinen Ophthalmopathien einem pharmakologischen Jodeffekt oder einer hormonellen Wirkung entspricht. Falls es sich um eine Depression durch Jodid handeln würde, müßte auch die Jodidphase im Zweiphasenstudium deprimiert worden sein. Die thyreoïdale Aufnahme des Radiojods betrug bei unseren Patienten vor der Medikation mit D-Thyroxin im Mittel 28% (nach 2 Std), 52% (nach 24 Std) und 47% (nach 48 Std); unter D-Thyroxin wurden folgende Werte gemessen: 24% (2 Std), 42% (24 Std) und 39% (48 Std). Demnach betrug die Depression der Jodidphase weniger als 20% und der Depressionstest muß somit gemäß Definition im Hinblick auf die Jodidphase als negativ bewertet werden. Unabhängig von dem Ausmaß der Depression kann auch der unter D-Thyroxin unveränderte Geschwindigkeitsindex (2-Std-Aufnahmewert dividiert durch 24-Std-Aufnahmewert) die Ansicht stützen, daß der Jodanteil des Präparates keinen Einfluß auf den Depressionstest ausübt. Bei Hyperthyreosen findet sich nach 14-tägiger Gabe von 2 oder 4 mg D-Thyroxin ein negativer Suppressionstest, während bei gesunden Probanden bereits 1 mg D-Thyroxin eine mehr als 20%ige Suppression der thyreoidalen Radojodaufnahme bewirken kann (SCHNEEBERG et al., 1965). Diese Befunde dürfen als indirekter Beweis dafür gelten, daß die auffällige Minderung der $PB^{131}I$-Werte bei euthyreoten endokrinen Ophthalmopathien nach D-Thyroxin-Applikation einer hormonellen und nicht einer pharmakologischen Leistung des synthetischen Schilddrüsenpräparates entspricht. Der chemisch analysierte Hormonjodspiegel des Serums stieg bei den 11 Pat. von 6,0 auf 9,3 γ-% an: diese Differenz ist statistisch mit einem P-Wert von 0,01 zu sichern. Die Änderungen des Serumspiegels an eiweißgebundenem chemisch bestimmten Hormonjod ($PB^{127}I$) nach Applikation von Schilddrüsenhormon können Ausdruck einer qualitativ veränderten Hormonsekretion der Schilddrüse sein (EMRICH, 1965): wird vermehrt Trijodthyronin sezerniert, so kann der PBI-Spiegel absinken, wird die Thyroxinsekretion gesteigert, so erhöht sich der PBI-Spiegel des Serums. Die hormonbindenden Proteine haben eine größere Affinität zu Thyroxin als zu Trijodthyronin, so daß eine Mehrsekretion von Thyroxin in einer Erhöhung des PBI-Spiegels zum Ausdruck kommt, während eine Mehrsekretion von Trijodthyronin entweder gar nicht oder dadurch auffällig wird, daß weniger Thyroxin sezerniert wird und der PBI-Spiegel des Serums abfällt.

Eine normal funktionierende Schilddrüse gibt im Mittel 95% Thyroxin und 5% Trijodthyronin ab (KLEIN, 1960). Bei einer Schilddrüsenüberfunktion wird die Sekretion beider Hormone erhöht, die von Trijodthyronin meist stärker als die von Thyroxin; auch bei euthyreoten endokrinen Ophthalmopathien fand sich eine vermehrte Trijodthyroninsekretion der Schilddrüse (KLEIN, 1962).

c) Der TSH-Nachweis im Serum. Die biologische Bestimmung des Thyreotropinspiegels im Serum ergab bei 13 primären (thyreogenen) Hypothyreosen einen Mittelwert von $1{,}31 \pm 0{,}30$ mE/ml Serum, während bei zwei sekundären (hypophysären) Hypothyreosen TSH im Serum nicht nachzuweisen war.

Tabelle 8 zeigt an, daß der mittlere Thyreotropinspiegel bei 13 gesunden Kontrollpersonen 0,32 mE beträgt: bei 4 dieser 13 Kontrollpersonen war das TSH nicht nachweisbar, bei drei lag der Thyreotropinspiegel zwischen 0,01 und 0,2 mE und bei fünf Kontrollen über 0,5 mE/ml Serum.

Diese bei Gesunden ermittelten Werte stimmen mit den von einigen anderen Autoren mitgeteilten Werten überein:

GILLILAND u. STRUDWICK (1956)	0,16 mE/ml,
DI GEORGE et al. (1957)	0,40 mE/ml,
PURVES et al. (1960)	0,012 mE/ml,
BOTTARI (1962)	0,22 mE/ml,
LEMARCHAND-BERAUD u. VANOTTI (1965)	0,32 mE/ml.

Tabelle 8. *Biologischer Nachweis des thyreotropen Hormons (TSH) im Serum: Mittelwerte ($\bar{x} \pm s\bar{x}$) bei Gesunden und bei Schilddrüsenpatienten mit und ohne endokrine Ophthalmologie (e. O.)*

Diagnose	n	$\bar{x} \pm s\bar{x}$	P
Kontrollen	13	0,32 ± 0,09	
Blande Struma prä op.	16	0,44 ± 0,16	
post op.	16	0,95 ± 0,26	0,01
Euthyreote e. O.			
unbehandelt	27	0,40 ± 0,17	
behandelt	23	0,07 ± 0,09	0,01
Hyperthyreose			
ohne e. O.	11	0,86 ± 0,10	0,05
mit e. O. unbehandelt	10	0,40 ± 0,14	
behandelt	18	0,32 ± 0,23	

Mit einer radioimmunologischen (UTIGER, 1965) bzw. histometrischen Methode (BAKKE et al., 1961) wurden allerdings bedeutend niedrigere Normwerte (etwa 0,002mE/ml) festgestellt. Nimmt man an, daß die menschliche Hypophyse pro die etwa 2 IE TSH sezerniert (PURVES u. ADAMS, 1960), die sich gleichmäßig auf 2,75 l Plasma verteilen, und legt man eine Verschwinderate von etwa 20 min zugrunde (BAKKE, 1963), so würde sich — unter normalen Bedingungen — eine Plasmakonzentration von etwa 0,01 mE/ml errechnen lassen. Diese Angaben sind aber rein spekulativ, da bisher eine chemische Analyse des Thyreotropingehaltes mangels Reindarstellung und Synthese des TSH nicht gelungen ist. Deshalb läßt sich auch ein allgemein verbindlicher Normalwert für den Thyreotropingehalt des Serums nicht festlegen. Zudem orientieren sich die meisten Bestimmungsmethoden an einer Eichkurve, die mit einem standardisierten Thyreotropinpräparat aus Rinder- oder Schweinehypophysen gewonnen wird. Neuerdings (BAKKE, 1965) wird der Versuch unternommen, eine Standardisierung unter Verwendung von menschlichem Thyreotropin zu erreichen. Vorerst ist ein Vergleich verschiedener Thyreotropinwerte nur möglich, wenn man für die eigene Methode einen oberen Normwert festlegt und alle darüber liegenden Werte als überhöht kennzeichnet. Nicht zulässig erscheint es, *absolute* Werte sowohl bei gleichem wie auch bei verschiedenem methodischem Vorgehen zu vergleichen (WERNER, 1963; BAKKE, 1965). Einen unteren Normalwert für den Thyreotropinspiegel des Serums festzulegen, gelingt bisher mit keiner Methode, da die Empfindlichkeit nicht ausreichend ist. Abgesehen von methodischen Schwierigkeiten müssen weitere Faktoren in Rechnung gestellt werden, wenn man den Thyreotropinspiegel des Serums beurteilen will: so wird die hypophysäre Produktion und Sekretion des thyreotropen Hormons beeinflußt von der neurohumoralen Aktivität des Hypothalamus (GREER, 1965), von der hormonellen Schilddrüsenaktivität (D'ANGELO, 1963), von der extracellulären Konzentration an freien — nicht eiweißgebundenen — Schilddrüsenhormonen (D'ANGELO, 1963) und wahrscheinlich auch von biologischen Rhythmen, d. h. tageszeitlichen Schwankungen und der hormonellen Aktivität anderer Drüsen (PAULSEN, 1962). Unter Berücksichtigung dieser zahlreichen Unbekannten, die den Thyreotropinspiegel des Serums beeinflussen, messen wir den von uns ermittelten Werten nur insofern eine Bedeutung zu, als wir sie in Relation zur Schilddrüsenfunktion, zur Ophthalmopathie, zum Nachweis eines Exophthalmus produzierenden Faktors und zu anderen klinisch auffälligen endokrinen Störungen setzen möchten. Tabelle 8 gibt einen Überblick, bei welchen Patientengruppen Bestimmungen des Thyreotropinspiegels durchgeführt wurden. In den Abb. 22, 23 u. 24 sind die Mittelwerte symbolisiert,

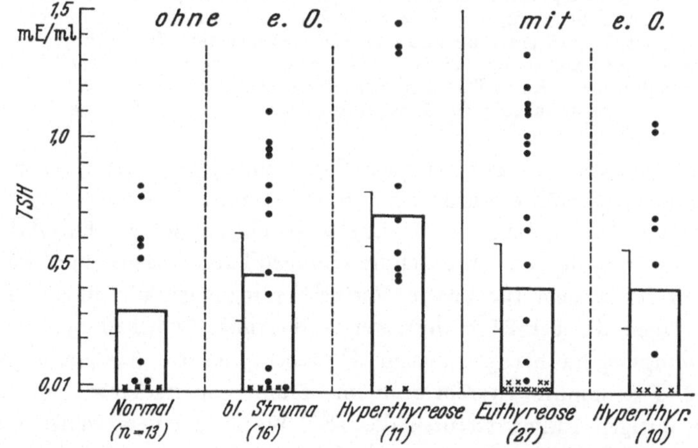

Abb. 22. Biologischer Nachweis des TSH im Serum: Graphische Darstellung von Mittelwerten und Streuung der Mittelwerte ($\bar{x} \pm s\,\bar{x}$) bei Gesunden und vor Beginn der Behandlung bei Patienten mit und ohne endokrine Ophthalmopathie

wobei kleine Kreuze anzeigen, daß Thyreotropin im Serum nicht nachzuweisen war. Bei 16 Pat., die eine blande, d. h. euthyreote Struma hatten, die wegen ihrer Größe operiert werden mußte, wurde vor der Operation ein mittlerer Thyreotropinspiegel von 0,44 mE und in den ersten 10 Tagen nach der Operation ein mittlerer Thyreotropingehalt von 0,95 mE festgestellt: dieser postoperativ gefundene Wert ist sowohl vom Kontrollwert (Normalpersonen) wie auch von dem präoperativen Wert signifikant unterschieden.

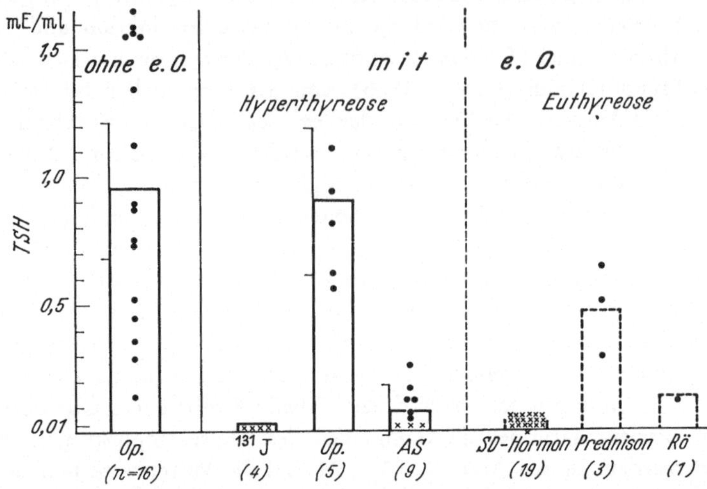

Abb. 23. Biologischer Nachweis des TSH im Serum: Graphische Darstellung von Mittelwerten und Streuung der Mittelwerte bei Patienten ohne und mit endokriner Ophthalmopathie nach einer Behandlung. Op. = Operation der Schilddrüse; ^{131}I = Behandlung mit Radiojod; AS = Antithyreoidale Substanzen; SD-Hormone = Schilddrüsenhormon; Rö = Röntgenbestrahlung der Hypophyse; x = die Werte liegen unterhalb der Empfindlichkeitsgrenze der Methode

Bemerkenswert ist, daß bei zwei Patientinnen post operationem flüchtige Lidödeme auffällig wurden, während bei einer Patientin — allerdings erst mehrere Wochen nach der Operation — ein beidseitiger Exophthalmus manifest wurde, der sich unter Thyreoidinmedikation wieder zurückbildete.

Ebenfalls in dem für unsere Versuchsbedingungen errechneten Normbereich lagen die bei 27 euthyreoten endokrinen Ophthalmopathien vor Behandlungsbeginn nachgewiesenen Thyreotropinwerte (0,40 mE). Bei 14 dieser 27 Pat. konnte Thyreotropin im Serum nicht nachgewiesen werden, bei den übrigen 13 Pat. streuten die TSH-Werte in einem weiten Bereich. Die Höhe des Thyreotropinspiegels hängt bei einer e. O. weder vom Schweregrad der Ophthalmopathie noch von der aktuellen Schilddrüsenfunktion ab (Horster u. Klein, 1965 a), so daß der Übersichtlichkeit halber darauf verzichtet wurde, weitere Unterteilungen der Patientengruppen nach Dauer der Anamnese, Geschlecht, Schweregrad der Ophthalmopathie und auch Therapieform durchzuführen. Der Thyreotropinspiegel des Serums fiel unter den auf S. 78 angeführten therapeutischen Bemühungen ab. Dieser Befund läßt aber unter Berücksichtigung der geschilderten vielseitigen Einflüsse keine Rückschlüsse auf therapeutische Wirkungen zu und soll deshalb auch nicht interpretiert werden. Ein ähnlicher Abfall des Thyreotropinspiegels wurde bei den hyperthyreoten endokrinen Ophthalmopathien nicht beobachtet (Abb. 24). Der vergleichsweise bei 11 Hyperthyreosen ohne

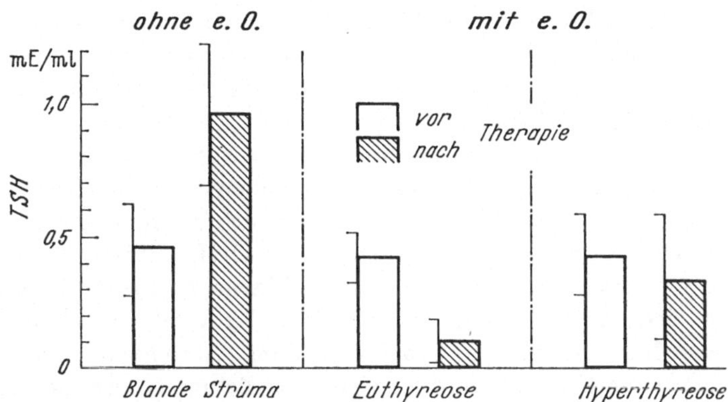

Abb. 24. Biologischer Nachweis des TSH im Serum: Zusammenfassende graphische Darstellung der Mittelwerte bei blanden Strumen und bei euthyreoten und hyperthyreoten endokrinen Ophthalmopathien vor und nach Behandlung

endokrine Augensymptome untersuchte Thyreotropinspiegel lag höher als der bei Kontrollen und auch höher als der bei unbehandelten hyperthyreoten endokrinen Ophthalmopathien gefundene Wert. Abb. 24 faßt in graphischer Darstellung die Ergebnisse der Thyreotropinbestimmung vor und nach Therapie zusammen. Für das Verständnis der auf S. 68 aufgezeigten pathogenetischen Zusammenhänge ist der Hinweis von Wichtigkeit, daß die Höhe des Thyreotropinspiegels im Serum bzw. der Mangel an nachweisbarem Thyreotropin ohne Bedeutung ist für den Nachweis des Exophthalmus produzierenden Faktors.

d) Der LATS-Nachweis im Serum. Das Prinzip der *Bestimmung des sog. Long-Acting Thyroid-Stimulators (LATS)* und seine Definition wurde auf S. 7 angeführt. Ein LATS-Standard ist — im Gegensatz zu einem TSH-Standard — bisher nicht erhältlich und verbindlich, wenn auch grundsätzlich die Möglichkeit für die Gewinnung eines solchen Standards aus Patientenserum gegeben ist (Dorrington u. Munro, 1964). Wenn sich allerdings die Hinweise bestätigen sollten (McKenzie, 1962; Kriss et al., 1964; McKenzie, 1965), daß LATS weniger ein pathogenetisch wirksamer Stimulator der Schilddrüsenfunktion, sondern vielmehr ein diagnostisch bedeutungsvoller Antikörper ist, so wird sich die Notwendigkeit ergeben, den LATS Titer bei allen Schilddrüsenkrankheiten vor und nach Therapie zu bestimmen, um zu der Frage nach immunologischen Reaktionen bei

Schilddrüsenfunktionsstörungen Stellung nehmen zu können. Gemäß dem derzeitigen Stand der noch rudimentären Forschungsergebnisse werden die eigenen bei der Bestimmung des LATS gewonnenen Befunde nur in positive und negative unterteilt. Es wurden — aus den auf S. 8 dargelegten methodischen Gründen — ebensoviele LATS wie TSH-Bestimmungen durchgeführt und folgende Resultate erzielt (vgl. auch Tab. 10):

Bei 13 Kontrollpersonen (4 Männer, 9 Frauen) konnte LATS im Serum nicht nachgewiesen werden. Bei den 16 Pat., die wegen einer blanden Struma operiert wurden, fand sich weder vor noch nach der Operation LATS im Serum. Unter 11 unbehandelten Hyperthyreosen konnte einmal ein LATS-positiver Befund erhoben werden: bei dieser Patientin war TSH im Serum nicht nachzuweisen, eine endokrine Ophthalmopathie war ebensowenig deutlich wie ein lokales Myxödem. Weder bei den 13 thyreogenen (primären) noch den beiden hypophysären (sekundären) Hyperthyreosen war der für LATS typische Zuwachs an Radioaktivität im Mäuseblut 24 Std nach Injektion des Patientenserums nachzuweisen. Auch bei extrathyreoidalen endokrinen Krankheiten, wie Cushing-Syndrom, Akromegalie und Hypogonadismus konnte niemals ein LATS-positiver Befund erhoben werden unabhängig davon, ob endokrine Augensymptome manifest waren oder nicht. Im Rahmen dieser Arbeit sind vor allem die Ergebnisse der LATS-Bestimmungen von Bedeutung, die bei endokrinen Ophthalmopathien erhoben wurden. Der LATS-Nachweis war positiv bei 5 von 27 unbehandelten euthyreoten endokrinen Ophthalmopathien und blieb bei 4 dieser Patienten auch nach einer Therapie mit Schilddrüsenhormonen positiv, während er bei einem Patienten nach Prednisonmedikation definitiv negativ wurde. Häufiger als bei euthyreoten war der LATS bei hyperthyreoten endokrinen Ophthalmopathien nachzuweisen: bei 6 dieser 10 Pat. war die Radioaktivität im Mäuseblut 24 Std nach Injektion des Serums signifikant höher als nach 2 Std, obwohl nur bei vier dieser Patienten TSH im Serum nicht nachzuweisen war, während der TSH-Spiegel bei den beiden anderen LATS-positiven Seren 0,18 bzw. 0,42 mE/ml Serum betrug. Bei keinem dieser 6 Pat. mit einem positiven LATS-Nachweis waren lokale Myxödeme in Erscheinung getreten, der Schweregrad ihrer ophthalmologischen Symptome war unterschiedlich und stand in keinem Zusammenhang mit dem LATS-Spiegel, d. h. der Höhe der Radioaktivität, die in 0,1 ml Mäuseblut gemessen wurde. Vier dieser sechs „LATS-positiven" Patienten wurden mit antithyreoidalen Substanzen, zwei mit Radiojod behandelt: eine Euthyreose trat bei allen sechs Patienten ein, die Augensymptome änderten sich nicht erheblich, der LATS-Nachweis blieb positiv.

e) Der EPF-Nachweis im Serum. Während die auf den S. 46 und 47 mitgeteilten Befunde zeigen, daß der TSH-Bestimmung und dem LATS-Nachweis im Serum ein diagnostischer Wert bei der Erkennung einer endokrinen Ophthalmopathie nicht zuzukommen scheint, müssen die Ergebnisse

Tabelle 9. *Ergebnis der EPF-Bestimmungen im Serum bei Gesunden und Kranken*

Diagnose	Positiv	Negativ	Gesamt	Zunahme der ICD (% $\bar{x} \pm \bar{s}$)
A. Kontrollen ohne endokrine Ophthalmopathie				
1. Gesunde	2	103	105	2,7 ± 0,2
2. Blande Strumen				
unbehandelt	0	52	52	3,0 ± 0,3
unter Thyr. sicc.	0	23	23	0,9 ± 0,5
nach Op. 1—2 Wochen	23	1	24	7,2 ± 2,0
1—6 Monate	2	8	10	4,0 ± 2,9
über 6 Monate	1	9	10	2,9 ± 0,9
3. Hyperthyreosen				
unbehandelt	12	19	31	5,3 ± 1,5
unter antithyr. Substanzen	3	11	14	2,9 ± 1,6
nach Op. 1—2 Wochen	3	3	6	4,5 ± 2,5
1—6 Monate	6	0	6	6,1 ± 1,8
über 6 Monate	1	4	5	6,0 ± 1,9
post ^{131}J 1—2 Wochen	0	28	28	1,9 ± 0,5
1—6 Monate	5	17	22	3,3 ± 1,8
über 6 Monate	1	13	14	2,1 ± 1,1
B. Endokrine Ophthalmopathie (e. O.)				
1. Euthyreote e. O.				
unbehandelt und manifest				
seit 1—18 Monaten	53	0	53	18,9 ± 3,5
18—36 Monaten	8	12	20	9,1 ± 4,8
über 36 Monate	2	12	14	3,1 ± 2,5
nach Therapie				
mit L-Trijodthyronin oder				
Gland. thyr. sicc.	14	5	19	9,1 ± 4,8
D-Trijodthyronin	3	0	3	4,2 ± 3,4
D-Thyroxin	0	29	29	2,6 ± 1,5
Rö-Strahlen retrobulbär	7	3	10	13,1 ± 5,6
Prednison	6	0	6	16,3 ± 8,0
D- und L-Thyroxin	0	5	5	2,5 ± 1,9
D-Thyroxin + D-Trijodthyronin	0	8	8	3,1 ± 1,0
D-Thyroxin + Prednison	1	7	8	1,9 ± 1,1
D-Thyroxin + Rö-retrobulbär	0	5	5	1,3 ± 1,0
Rö-Strahlen HVL	0	1	1	3,0 ± —
Serpasil	2	0	2	9,3 ± —
2. Hyperthyreote e. O.				
unbehandelt	33	4	37	19,1 ± 4,6
behandelt mit antithyreoidalen				
Substanzen	12	21	33	15,0 ± 5,1
nach Op. 1—4 Wochen	4	0	4	13,8 ± 8,3
1—6 Monate	2	3	5	15,2 ± 7,5
über 6 Monate	1	3	4	5,8 ± 5,5
nach Radiojod 1—4 Wochen	79	6	85	14,5 ± 3,0
1—6 Monate	52	26	78	10,1 ± 3,4
6—18 Monate	23	48	71	6,2 ± 3,6
über 18 Monate	5	19	24	2,3 ± 2,3

der Untersuchungen des Exophthalmus produzierenden Faktors (EPF) im Serum im Hinblick auf die Pathogenese, Diagnose und Therapie der endokrinen Ophthalmopathie bewertet werden. Es sei deshalb zunächst eine Übersicht gegeben, unter welchen Gesichtspunkten und wie oft EPF-Bestimmungen durchgeführt wurden (Tab. 9).

105 Seren von stationären Patienten, die nicht an einer Schilddrüsen- oder anderweitigen endokrinen Störung erkrankt waren, dienten als Kontrollen: zwei Seren gaben positive EPF-Reaktionen, beide Patienten litten an einer Lebercirrhose. Im Mittel nahm die ICD bei diesen 105 Kontrollseren um 2,7% zu. Etwa die gleiche Zunahme der ICD wurde auch gemessen, wenn das Serum von Patienten injiziert worden war, die wegen einer diffusen blanden Struma untersucht und noch nicht behandelt worden waren. Aber auch unter der Behandlung mit Thyreoidin (0,1 g/die) konnte bei 23 blanden Strumen zu keiner Zeit eine Zunahme der ICD registriert werden, die einem positiven EPF-Nachweis entsprochen hätte, d. h. mehr als 5% betrug (Abb. 25). Ein überraschender Befund wurde bei operierten

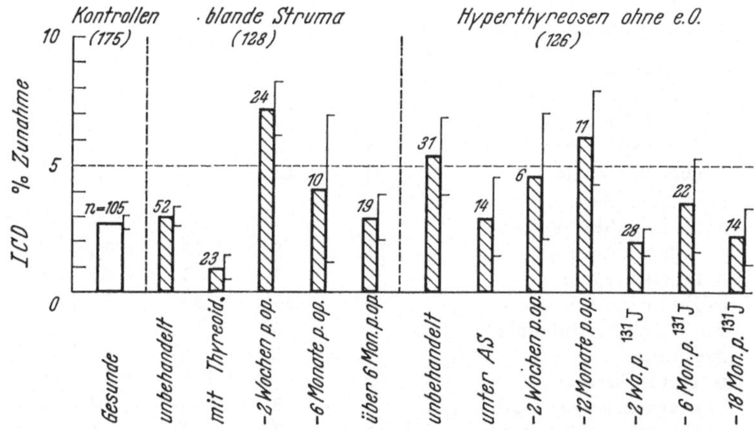

Abb. 25. Biologischer Nachweis des EPF im Serum: Mittelwerte bei Gesunden und Schilddrüsenkranken ohne endokrine Augensymptome vor und nach Behandlung. Thyreoid. = Glandula thyreoidea siccata; p. op. = post operationem; AS = Antithyreoideale Substanzen; p. ^{131}J = nach Radiojodtherapie; e. O. = endokrine Ophthalmopathie (Höhe der Säulen und Haken = $\bar{x} \pm s\,\bar{x}$)

blanden Strumen erhoben: wurde der EPF-Nachweis in den ersten beiden Wochen nach der Operation durchgeführt, so fiel er bei 23 von 24 Pat. positiv aus. Wie auf S. 46 erwähnt wurde, war der TSH-Spiegel des Serums bei blanden Strumen in den ersten Tagen nach der Operation über die Norm erhöht, bei zwei Patientinnen entwickelten sich flüchtige Augensymptome, bei einer — erst 4 Monate nach der Operation — ein beidseitiger Exophthalmus. Zwischen dem ersten und sechsten Monat nach der Schilddrüsenoperation war nur noch bei 2 von 10, später nur noch bei einem Patienten ein EPF im Serum nachzuweisen, ohne daß endokrine Augensymptome auffielen. Auch bei Patienten, die an einer Hyperthyreose litten, aber zu keiner Zeit endokrine Augensymptome aufwiesen, fanden sich teils positive, teils negative Befunde bei der EPF-Bestimmung vor Beginn der Behandlung (Abb. 25); bei den 12 hyperthyreoten Pat., deren Serum den EPF enthielt, wurde in fünf Fällen auch der Thyreotropinspiegel des Serums bestimmt und stets überhöht gefunden. Bei 19 Pat. mit einer Hyperthyreose ohne endokrine Ophthalmopathie fiel der EPF-Nachweis im Serum negativ aus, der Thyreotropinspiegel war in vier Fällen normal und bei 2 Pat. war Thyreotropin nicht nachzuweisen, während bei den übrigen 13 Pat. eine Thyreotropinbestimmung nicht durchgeführt wurde. Endokrine Augensymptome entwickelten diese 31 Hyperthyreose-Pat. auch während der Behandlung nicht. Bei einer weiteren Patientengruppe wurde im Verlauf verschiedener therapeutischer Maßnahmen der EPF-Nachweis durchgeführt. Auch bei diesen Patienten waren bis zum Beginn der Hyperthyreosebehandlung keine Augensymptome auffällig geworden, die als endokrin induziert gelten konnten. Drei Pat. wurden mit Lycopuspräparaten behandelt, ein EPF war nicht nachzuweisen, endokrine Augensymptome wurden nicht auffällig. 11 Pat. erhielten eine kombinierte Medikation mit antithyreoidalen Substanzen und Thyreoidin: bei 3 dieser Patienten war vorübergehend unter dieser Therapie ein EPF nachzuweisen, ohne daß auch nur geringgradige endokrine Augensymptome in Erscheinung traten. Nach Abschluß einer antithyreoidalen Medikation war niemals ein EPF im Serum nachweisbar, wenn nicht endokrine Augensymptome provoziert worden waren.

Bei der *postoperativen Ophthalmopathie* scheinen zwei Phasen voneinander abgrenzbar zu sein: eine unmittelbar nach der Operation auftretende geringfügige Zunahme einer bereits bestehenden Protrusio bzw. eine ebenfalls flüchtige Anschwellung von Augenlidern und Zunahme der Hertelwerte, die innerhalb weniger Wochen spontan wieder abklingt (Dobyns, 1945; Lamberg, 1962); dagegen scheinen sich die dann auch meist besonders schwerwiegenden bleibenden Augensymptome frühestens sechs Monate oder erst Jahre nach einer Schilddrüsenoperation auszubilden, zumindest immer erst dann, wenn eine definitive Euthyreose oder gar — postoperative — Hypothyreose augenfällig ist. Über die Frequenz dieser postoperativen Ophthalmopathien liegen sehr unterschiedliche Angaben vor, sie soll hier auch unberücksichtigt bleiben. Wichtiger erscheint die Frage, ob die Bestimmung des EPF nach der Operation einer hyperthyreoten Struma einen Aufschluß darüber gibt, ob ein Patient mit der Entwicklung endokriner Augensymptome zu rechnen hat. 6 Pat. konnten über mehrere Monate hin post operationem verfolgt werden: in den ersten beiden Wochen war bei 3 Pat. der EPF-Nachweis positiv, bei drei negativ, endokrine Augensymptome hatte zu diesem Zeitpunkt kein Patient. Zwischen dem ersten und sechsten Monat nach der Operation konnte bei allen 6 Pat. ein EPF im Serum nachgewiesen werden, bei 2 Pat. entwickelte sich ein beidseitiger späterhin therapieresistenter Exophthalmus, bei einem Patienten wurden erhebliche Lidödeme auffällig, die aber nach einer zweimaligen stoßartigen Prednisonmedikation wieder verschwanden. Die beiden Patienten mit einem Exophthalmus hatten bereits in der ersten postoperativen Woche einen positiven EPF-Nachweis. 18 Monate nach der Operation war nur noch bei einem dieser beiden Exophthalmus-Pat. ein EPF im Serum nachzuweisen, der Exophthalmus war bei beiden unverändert. Die Zahl der schilddrüsenoperierten Hyperthyreosen, bei denen eine EPF-Bestimmung durchgeführt wurde, ist deshalb so klein, weil die meisten in unserer Klinik diagnostizierten Hyperthyreosen einer Radiojodtherapie zugeführt werden. Bei 28 Pat. ohne Augensymptomatik wurde eine Radiojodtherapie und zu verschiedenen Zeiten nach Applikation der Radiojoddosis ein EPF-Nachweis im Serum durchgeführt. Bei keinem dieser Patienten war innerhalb der ersten beiden Wochen nach der therapeutischen Radiojodgabe ein EPF im Serum nachzuweisen, wohl aber bei 5 von 22 Pat. zwischen dem ersten und sechsten Monat und zwar immer zu einem Zeitpunkt, in dem sich die Euthyreose einzustellen schien. Bei keinem dieser 22 Pat. wurde nach der Radiojodgabe eine zusätzliche spezielle antithyreoidale sog. Intervallmedikation durchgeführt, endokrine Augensymptome manifestierten sich bei keinem dieser 22 Patienten. Nach dem sechsten Monat konnte noch bei 14 dieser ursprünglich 28 Pat. eine Kontrolluntersuchung durchgeführt werden: der EPF war nur noch bei einem Patienten positiv, eine endokrine Ophthalmopathie war nicht auffällig geworden. Es sei an dieser Stelle vermerkt, daß auch die Therapie einer Hyperthyreose mit Radiojod grundsätzlich mit dem Risiko einer Exophthalmus-Provokation belastet ist: wir behandelten 420 hyperthyreote Pat. (mit und ohne endokrine Augensymptome) mit Radiojod und mußten in acht Fällen die Provokation endokriner Augensymptome feststellen, die auch nach Abklingen der Schilddrüsenüberfunktion als euthyreote endokrine Ophthalmopathien behandlungsbedürftig blieben. Unter unseren euthyreoten Augenkranken befindet sich ein Patient, dem anderenorts wegen einer hyperthyreoten Struma 30 mC Radiojod appliziert wurden: innerhalb kurzer Zeit entwickelten sich eine passagere Hypothyreose und zugleich eine endokrine Ophthalmopathie mit lokalen prätibialen Myxödemen. Später wurde eine euthyreote Rezidivstruma deutlich, die Ophthalmopathie verschlechterte sich und erforderte eine hypophysäre Röntgenbestrahlung, die einer weiteren Progredienz Einhalt gebieten konnte, ohne die bestehenden Symptome zu bessern. Bei diesem Patienten blieb der EPF-Nachweis im Serum bis zur hypophysären Röntgenbestrahlung positiv und wurde dann negativ.

Außer bei diesem Patienten, der den euthyreoten endokrinen Ophthalmopathien zugerechnet wird, konnten wir bei weiteren 86 Pat. der insgesamt 167 euthyreoten endokrinen Ophthalmopathien den EPF-Nachweis im Serum vornehmen, bevor eine Therapie der Ophthalmopathie begonnen wurde (Abb. 26). Unterscheidet man bei den unbehandelten euthyreoten endokrinen Ophthalmopathien das Ergebnis der EPF-Bestimmungen unter

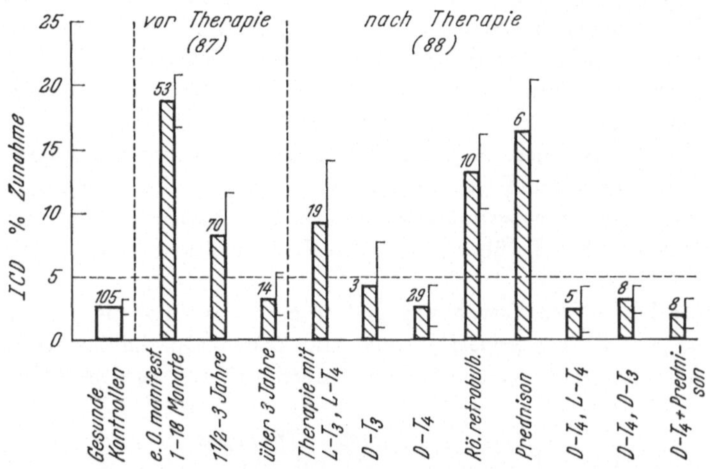

Abb. 26. Biologischer Nachweis des EPF im Serum: Mittelwerte vor und nach Behandlung bei *euthyreoter* endokriner Ophthalmopathie. e. O. = endokrine Ophthalmopathie; L-T_3 = L-Trijodthyronin; L-T_4 = L-Thyroxin; D-T_3 = D-Trijodthyronin; D-T_4 = D-Thyroxin; Rö. retrobulbär = Retrobulbäre Röntgenbestrahlung

dem Gesichtspunkt, wie lange nach der Manifestation endokriner Augensymptome ein EPF-Nachweis positiv und ab wann er immer negativ ausfällt, so ergibt sich eine kritische Grenze von 18 Monaten: innerhalb der ersten achtzehn Monate nach dem Auftreten endokriner Augensymptome war der EPF bei 53 Pat., die bis zum Zeitpunkt der Untersuchung nicht behandelt worden waren, immer nachzuweisen. 20 Pat. kamen erst zwischen 18 Monaten und 3 Jahren nach Manifestation der endokrinen Ophthalmopathie in unsere Beobachtung: nur bei acht von ihnen war ein EPF im Serum nachzuweisen. Lag die Manifestation der Ophthalmopathie mehr als drei Jahre zurück, enthielt das Serum nur noch bei 2 von 14 Pat. den Exophthalmus produzierenden Faktor. — Die Wahl der Therapie ist bei endokrinen Ophthalmopathien von verschiedenen Gesichtspunkten abhängig, die auf S. 70 erläutert werden. Vorerst soll nur mitgeteilt werden, welchen Einfluß die verschiedenen von uns bevorzugten therapeutischen Maßnahmen auf den Nachweis eines EPF im Serum hatten. Die hier wiedergegebenen Ergebnisse entsprechen EPF-Bestimmungen, die bei Beendigung der betreffenden Therapieform durchgeführt wurden, wobei unberücksichtigt bleibt, ob die Therapie endgültig beendet oder eine andere Therapie angeschlossen wurde. Um Wiederholungen zu vermeiden, sollen nur die auffälligeren Ergebnisse textlich erläutert werden: eine Dauermedikation mit

L-Trijodthyronin (L-T_3) oder L-Thyroxin (L-T_4 = Thyreoidin) hatten keinen eindeutigen Einfluß auf den Nachweis des EPF im Serum: es konnten auch keine Beziehungen zwischen dem Verlauf der euthyreoten endokrinen Ophthalmopathie und dem Nachweis eines EPF während der Medikation mit L-T_3 oder L-T_4 gefunden werden. Der hervorragendste Befund ergab sich nach der Applikation von D-Thyroxin: bei 29 Pat., die an einer *euthyreoten* endokrinen Ophthalmopathie litten, war nach mehrmonatiger D-Thyroxingabe ein EPF im Serum nicht mehr nachzuweisen. Eine stoßartige Applikation von Prednison hatte dagegen keinen Einfluß auf den Nachweis des EPF, der positiv blieb. Auch die retrobulbäre Röntgenbestrahlung schien ohne deutlichen Einfluß auf den EPF im Serum zu bleiben, während eine hypophysäre Röntgenbestrahlung bei den drei Patienten, bei denen der EPF-Nachweis durchgeführt wurde, den EPF aus dem Serum verschwinden ließ.

Einer besonderen Erwähnung bedarf auch das Ergebnis der EPF-Bestimmungen, die bei *hyperthyreoten* endokrinen Ophthalmopathien vor, während und nach einer Therapie durchgeführt wurden (Abb. 27).

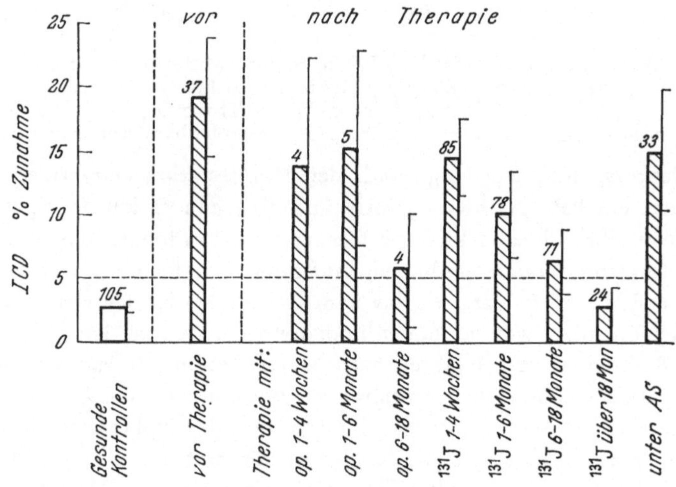

Abb. 27. Biologischer Nachweis des EPF im Serum: Mittelwerte vor und nach Behandlung bei *hyperthyreoter* endokriner Ophthalmopathie. Op. = Operation; ^{131}J = Radiojodtherapie; AS = Therapie mit antithyreoidalen Substanzen

37 dieser Pat. konnten vor Beginn jeglicher Therapie untersucht werden: der EPF war bei 33 von ihnen im Serum nachzuweisen, bei den übrigen 4 Pat. nicht, obwohl die Manifestation von Hyperthyreose und Augensymptomen nur wenige Wochen zurücklag. Diese „Versagerquote“ von 11% ist deshalb nicht schwerwiegend, weil mit einer Hyperthyreose verbundene Lidödeme, Exophthalmus oder Ophthalmoplegien als endokrin bedingt

angesehen werden dürfen. Dennoch scheint der mangelnde Nachweis eines EPF bei 4 von 33 Pat. eher prinzipieller als methodischer Natur zu sein, da bei 53 *euthyreoten* endokrinen Ophthalmopathien der EPF stets im Serum nachzuweisen war. Sechs Patienten, die an einer euthyreoten endokrinen Ophthalmopathie litten, wurden mit kommerziellen Lycopus-Extrakten behandelt: bei Erreichen der Euthyreose waren bei 3 Pat. die — stets milden — Augensymptome verschwunden und ein EPF im Serum nicht mehr nachzuweisen. Auch bei den drei anderen waren endokrine Augensymptome nur angedeutet und bildeten sich mit der Hyperthyreose zurück, der EPF blieb aber positiv. 27 Pat. wurden mit Favistan in abfallender Dosierung und gleichzeitiger Applikation von Gl. thyr. sicc. behandelt: bei Eintritt der Euthyreose war bei 18 Pat. der EPF-Nachweis noch positiv, bei 9 Pat. negativ, unabhängig vom Schweregrad der Augensymptome bei Beginn der Therapie und bei Remission der Hyperthyreose. 5 Pat., die an einer hyperthyreoten endokrinen Ophthalmopathie litten, mußten wegen der Größe ihrer Struma und den damit verbundenen Kompressionszeichen (Stridor, Schluckbeschwerden) operiert werden: bei keinem verschlechterten sich die Augensymptome post operationem, obwohl der EPF-Nachweis zunächst positiv blieb und erst nach sechs Monaten und später negativ wurde. Zwischenzeitlich war allerdings eine medikamentöse Therapie der postoperativ verbliebenen Augensymptome eingeleitet worden.

Da die meisten unserer hyperthyreoten Patienten mit Radiojod behandelt wurden, bildet diese Patientengruppe auch die absolut größte, bei der EPF-Bestimmungen durchgeführt wurden. Bei insgesamt 91 Pat. mit einer hyperthyreoten Ophthalmopathie wurde — zum Teil mehrfach — im Anschluß an eine therapeutische Radiojodgabe der EPF im Serum bestimmt. Während in den ersten vier Wochen nach der Radiojoddosis noch bei 79 von 85 Pat. der EPF-Nachweis positiv ausfiel, fand sich 6—18 Monate später noch bei 23 von 71 Pat. ein EPF im Serum. Bei diesen Patienten schwanden meist zugleich mit dem EPF auch die endokrinen Augensymptome: 18 und mehr Monate nach der Radiojodtherapie konnten 34 der 91 Pat. nachuntersucht werden: ein EPF war nur noch bei 5 von ihnen im Serum nachzuweisen, endokrine Augensymptome aber bei 13 Patienten. Es ist anzunehmen, daß bei den 5 Pat. mit einem positiven EPF-Nachweis die endokrine Aktivität des Hypophysenvorderlappens noch gestört, bei den übrigen Patienten aber bereits normalisiert war. Eine Bestimmung des $PB^{131}I$ oder ein Depressionstest wurde bei diesen Patienten nicht durchgeführt.

6. Zusammenfassung

Die mit einer Schilddrüsenkrankheit verbundenen Augensymptome werden in sympathicotone (nicht endokrine) und endokrine Augensymptome unterteilt: Sympathicotone Symptome — weite Lidspalte, Lidretraktion, seltener Lidschlag, Glanzauge — sind bei allen Hyperthyreosen anzutreffen und pflegen wieder zu verschwinden, wenn die Schilddrüsenüberfunktion abklingt. Die endokrinen Augensymptome im eigentlichen Sinne [1] sind Gegenstand der im klinischen Teil dieser Arbeit mitgeteilten Untersuchungen: sie traten in etwa 40% bei 635 Hyperthyreosen auf und wurden ferner bei 167 Pat. nachgewiesen, die eine normale Schilddrüsenfunktion hatten. Hyperthyreote und euthyreote endokrine Ophthalmopathie manifestierten sich bevorzugt zwischen dem 4. und 6. Lebensjahrzehnt. Die Frequenz und die Kombination der einzelnen Augensymptome, deren Schwere willkürlich in drei Grade unterteilt wird, unterschied sich zwischen dem 35. und 60. Lebensjahr nicht. Da die mit einer Hyperthyreose verbundenen endokrinen Augensymptome nur selten diagnostische Schwierigkeiten bieten, werden im Interesse einer pathogenetischen Klärung des Leidens vorwiegend die bei euthyreoten endokrinen Ophthalmopathien erhobenen Befunde mitgeteilt. Um die endokrine Natur des Augenleidens nachweisen zu können, können drei diagnostische Methoden angewendet werden:

1. Das Zweiphasenstudium mit Radiojod, 2. der Suppressionstest mit Schilddrüsenhormon und 3. der Nachweis eines Exophthalmus produzierenden Faktors im Serum.

Die zweite oder Hormonphase der Radiojoduntersuchung war bei 158 der 167 Pat. mit euthyreoter endokriner Ophthalmopathie pathologisch beschleunigt, d. h. das eiweißgebundene radioaktive Hormonjod ($PB^{131}I$) war über die Norm von 0,25% der applizierten Dosis (pro Liter Serum) erhöht. Eine Beziehung zwischen dem Schweregrad der Erkrankung und der Höhe der $PB^{131}I$-Werte konnte nur bei Patienten nachgewiesen werden, bei denen eine Struma nicht palpabel war: der Schweregrad II hatte signifikant höhere $PB^{131}I$-Werte als der Schweregrad I. Bei den übrigen Patientengruppen konnten derartige Differenzen nicht nachgewiesen werden. Von den 9 Pat., deren $PB^{131}I$-Werte im Normbereich unter 0,25% lagen, hatten vier eine einseitige Ophthalmopathie. — Ein Suppressionstest mit Schilddrüsenhormonen wurde bei 36 der 167 Pat. durchgeführt: eine Applikation von L-Trijodthyronin oder von Glandulae thyreoideae siccatae führte nicht zu der bei Gesunden stets nachzuweisenden Depression der thyreoidalen Radiojodaufnahme, während die Gabe des nicht genuinen, synthetischen D-Thyroxins stets das $PB^{131}I$ um 25% und mehr erniedrigte. Es konnte wahrscheinlich gemacht werden, daß diese auffällige Depression nicht Ausdruck einer pharmakologischen, sondern einer hormonellen Wirkung ist.

Bei unbehandelten euthyreoten endokrinen Ophthalmopathien war stets ein EPF im Serum nachzuweisen, wenn diese Untersuchung innerhalb der ersten 18 Monate nach Ausbruch der Krankheit durchgeführt werden konnte. Bei der hyperthyreoten Verlaufsform der endokrinen Ophthalmo-

---

[1] s. S. 32.

pathie fiel der EPF-Nachweis in etwa 10% der Fälle negativ aus. Die endokrine Genese eines Augenleidens kann demnach gesichert werden, wenn

1. das $PB^{131}I$ über die Norm von 0,25% der Dosis/l Serum erhöht ist,
2. der Suppressionstest mit L-Trijodthyronin negativ ausfällt,
3. der EPF im Serum nachzuweisen ist.

Weiterhin wurde untersucht, welche Zusammenhänge zwischen dem Nachweis eines EPF im Serum, dem Thyreotropinspiegel des Serums und dem Nachweis eines LATS bestehen. Es konnte gezeigt werden, daß ein EPF im Serum bei unbehandelten endokrinen Ophthalmopathien nachzuweisen ist unabhängig davon, ob eine Hyperthyreose oder eine Euthyreose vorliegt und unabhängig auch davon, ob der Thyreotropinspiegel des Serums hoch oder normal war oder ob Thyreotropin nicht im Serum nachzuweisen war. Ein sog. LATS konnte nur bei 5 von 27 unbehandelten euthyreoten und bei 6 von 10 hyperthyreoten endokrinen Ophthalmopathien, deren Serum auf einen Gehalt an LATS untersucht worden war, nachgewiesen werden.

EPF, TSH und LATS wurden nicht nur bei unbehandelten endokrinen Ophthalmopathien, sondern auch im Verlauf der Therapie untersucht.

Auch bei Schilddrüsenkranken, die nicht unter endokrinen Augensymptomen litten, und bei extrathyreoidalen endokrinen Störungen wurden Bestimmungen des EPF, TSH und LATS durchgeführt. Tabelle 10 faßt das Ergebnis dieser Parallelbestimmungen zusammen.

Bei 13 Gesunden und 16 unbehandelten blanden Strumen wurden EPF und LATS nicht im Serum nachgewiesen, während der TSH-Spiegel des Serums erheblich schwankte. Nach der Operation der euthyreoten Strumen stieg der TSH-Spiegel des Serums im Mittel an, der EPF war bei allen Operierten in den ersten Tagen nach der Operation nachzuweisen, ein LATS aber nicht.

Weder bei euthyreoten noch bei hyperthyreoten Strumen läßt der positive Ausfall einer postoperativen EPF-Bestimmung prognostische Rückschlüsse darauf zu, ob sich endokrine Augensymptome entwickeln werden.

Auch bei unbehandelten Hyperthyreosen ohne endokrine Augensymptome war gelegentlich ein EPF im Serum nachzuweisen: bei diesen Patienten — mit positivem EPF-Nachweis — war der TSH-Spiegel des Serums erhöht. Ein erhöhter TSH-Spiegel fand sich auch bei 13 primären Hypothyreosen, ohne daß sich ein EPF im Serum nachweisen ließ, während bei 2 sekundären Hypothyreosen die Bestimmung von LATS, EPF und TSH negativ ausfiel. Die bei den extrathyreoidalen endokrinen Störungen erhobenen Befunde sind der Tab. 10 zu entnehmen und werden auf S. 63 diskutiert. Abschließend darf somit festgestellt werden, daß mit Hilfe der angeführten Untersuchungsverfahren die endokrine Genese eines Augenleidens differentialdiagnostisch geklärt werden kann, daß aber andererseits der EPF auch bei endokrinen Störungen im Serum nachzuweisen ist, die

Tabelle 10. *TSH, LATS und EPF im Serum bei Patienten mit und ohne endokrine Ophthalmopathie*

Diagnose	*n*	TSH ↑	←→	∅	LATS +	–	EPF +	–
A. Kontrollen								
1. Gesunde	13	2	7	4	0	13	0	13
2. Blande Strumen:								
unbehandelt	16	7	4	5	0	16	0	16
post op. (bis 14 Tage)	16	11	5	0	0	16	16	
3. Hyperthyreose ohne e. O.								
unbehandelt	11	5	4	2	1	10	4	7
4. Hypothyreose								
primär	13	13	0	0	0	13	0	13
sekundär	2	0	0	2	0	2	0	2
5. Endokrinopathie s. e. O.								
M. Cushing	3	0	0	3	0	3	1	2
Akromegalie	4	0	4	0	0	4	0	4
Hypogonadismus	12	4	0	8	0	12	4	8
B. Endokrine Ophthalmopathie								
1. Euthyreot, unbehandelt								
manifest seit								
1—18 Monaten	18	9	4	5	4	14	18	0
18—36 Monaten	7	1	0	6	1	6	5	2
über 36 Monaten	2	0	0	2	0	2	0	2
manifestiert:								
spontan	4	0	0	4	0	4	3	1
nach Radiojod	2	0	0	2	0	2	1	1
nach AS	12	3	4	5	1	11	10	2
nach Op.	2	2	0	0	2	0	2	0
im Klimakterium	3	3	0	0	0	3	3	0
bei M. Cushing	2	0	0	2	0	2	2	0
bei Akromegalie	2	2	0	0	0	2	2	0
2. Euthyreot, unbehandelt								
mit L-T_3, L-T_4	7	0	0	7	1	6	3	4
mit D-T_3, D-T_4	13	0	0	13	3	10	0	13
mit Rö. retrobulbär	1	0	1	0	0	1	0	1
mit Prednison	3	1	2	0	0	3	3	0
mit Kombinationen	3	0	0	3	0	3	0	3
3. Hyperthyreot, unbehandelt	10	4	2	4	6	4	9	1
4. Hyperthyreot, behandelt								
AS	9	0	6	3	4	5	3	6
Op. und Radiojod	9	4	1	4	2	7	6	3

nicht mit Augensymptomen verbunden sind. Im nächsten, der Pathogenese des Augenleidens gewidmeten Abschnitt soll versucht werden, die in dem vorangegangenen diagnostischen Abschnitt mitgeteilten Befunde zu erklären.

B. Zur Pathogenese der endokrinen Ophthalmopathie

Die für die Pathogenese der endokrinen Ophthalmopathie bedeutsam erscheinenden Befunde sollen ebenfalls — wie schon die diagnostischen Untersuchungsergebnisse — bei der euthyreoten Verlaufsform des Augenleidens erläutert werden.

Zunächst wird die Frage erörtert, ob der Manifestation der endokrinen Augensymptome besondere Ereignisse vorausgingen bzw. ob bereits anderweitige endokrine Störungen vorlagen. Tabelle 11 gibt das Ergebnis dieser anamnestischen Erhebungen wieder, wobei zwei Gruppen nach pathogenetischen Gesichtspunkten unterschieden wurden: A. Endokrine Ophthalmopathie nach Hyperthyreose und antithyreoidalen Maßnahmen, B. primär euthyreote endokrine Ophthalmopathie.

Bei 62 Pat. (37%) kann die Ophthalmopathie als Residuum einer Hyperthyreose angesehen werden. Neun dieser Patienten waren mit antithyreoidalen Substanzen und Gland. thyr. sicc. (Thyreoidin) behandelt worden: diese Kombinationstherapie gilt bei Patienten, die weder für eine operative noch für eine Radiojodtherapie der Hyperthyreose in Betracht kommen, als optimal (Oberdisse, 1956; 1959; Horster et al., 1965); dennoch entwickelten oder verschlechterten sich gelegentlich die endokrinen Augensymptome. Diese 9 Pat. blieben auch nach Eintritt der Euthyreose in unserer therapeutischen Betreuung und sind Teil einer Gruppe von 136 hyperthyreoten Patienten, die mit antithyreoidalen Substanzen und Thyreoidin behandelt wurden und von denen 62 bereits vor Beginn dieser Therapie endokrine Augensymptome aufwiesen. Bei 41 dieser 62 Pat. verschwanden die endokrinen Augensymptome während der Hyperthyreosetherapie oder besserten sich deutlich, bei 16 Pat. blieben die Augensymptome unverändert und bei 5 Pat. wurde eine Progredienz festgestellt. Demnach können auch bei optimal erscheinender medikamentöser Therapie bei etwa einem Drittel der Patienten die endokrinen Augensymptome über den Eintritt der Euthyreose hinaus fortbestehen. 26 Pat. waren andernorts wegen einer Hyperthyreose mit antithyreoidalen Substanzen behandelt worden, ohne daß gleichzeitig Schilddrüsenhormone oder Gl. thyr. sicc. gegeben wurde. Bei diesen Patienten hatten sich die endokrinen Augensymptome erst während der antithyreoidalen Medikation manifestiert, und zwar in umso stärkerem Ausmaß, je schneller — durch hohe Dosierung — eine Euthyreose erstrebt wurde. Hier scheint *ein* pathogenetisches Prinzip der Ophthalmopathie offenbar zu werden: eine drastische Reduktion der bei einer Hyperthyreose immer entzügelten thyreoidalen Hormonproduktion veranlaßt eine reaktive Mehrinkretion von thyreotropem Hormon, die mit einer Sekretion des EPF verbunden sein kann. Diese Hypothese wird gestützt durch die mitgeteilte Beobachtung (Tab. 10), daß bei 16 blanden Strumen nach einer Schilddrüsenoperation — die gleichfalls die Hormonproduktion der Schilddrüse drastisch einschränkt — der Thyreotropinspiegel des Serums vorübergehend erhöht und zugleich in den ersten postoperativen Tagen der EPF im Serum nachzuweisen ist. Diese Hypothese ist ferner der Anlaß, daß OBERDISSE (1959, 1963) fordert, die Applikation von antithyreoidalen Substan-

Tabelle 11. *Zur Anamnese bei 167 Pat. mit einer euthyreoten endokrinen Ophthalmologie (e. O.)*

„Pathogenetischer Faktor"	Schweregrad der e.O. I	II	III	Gesamt	Prozent
A. Endokrine Ophthalmopathie als Restzustand bzw. Folge:					
1. nach einer Hyperthyreosebehandlung					
a) mit antithyreoidalen Substanzen und Thyr. sicc.	7	2	—	62	37%
b) mit antithyreoidalen Substanzen oder Thyr. sicc.	16	9	1		
c) mit Radiojod	—	2	2		
d) mit Operation	13	3	7		
2. nach nicht indizierter Therapie mit antithyreoidalen Substanzen					
a) bei blanden Strumen	12	3	5	36	21%
b) bei vegetativ Stigmatisierten	8	4	4		
B. Primär euthyreote endokrine Ophthalmopathie:					
1. Manifestation während oder nach					
a) Pubertät	1	—	—	43	26%
b) Abortus	—	2	—		
c) Partus	4	1	—		
d) Ovarektomie	1	3	—		
e) Menopause	14	8	—		
f) „Stress"	3	2	—		
g) Cushing-Syndrom	1	—	—		
h) Akromegalie	2	—	—		
i) Gynäkomastie	1	—	—		
2. Manifestation spontan als					
a) einseitige Ophthalmopathie	12	3	4	26	16%
b) beidseitige Ophthalmopathie	4	3	—		
	99	45	23	167	100%

zen mit der Gabe von Schilddrüsenhormon oder Gl. thyr. sicc. zu kombinieren, um diese reaktive hypophysäre Mehrinkretion zu vermeiden. Dieses pathogenetische Prinzip ist nicht nur bei Hyperthyreosen zu beobachten, bei denen der Reglermechanismus außer Kraft gesetzt ist (kenntlich an dem negativen Ausfall des Depressionstests); dieses Prinzip scheint auch bei den Patienten wirksam geworden zu sein, die mit antithyreoidalen Substanzen behandelt wurden, ohne daß eine Hyperthyreose vorgelegen hat. Die sorgfältige Erhebung der Anamnese ließ bei 36 unserer euthyreoten endokrinen Ophthalmopathien mit hoher Wahrscheinlichkeit den Schluß zu, daß bei ihnen eine Hyperthyreose zu keiner Zeit bestanden hatte, aber auf Grund vegetativer Stigmata und eines mäßig erhöhten Grundumsatzes eine Dauertherapie mit antithyreoidalen Substanzen eingeleitet wurde, ohne daß die Vermutungsdiagnose einer Hyperthyreose weiter geklärt worden war. [Eigene Untersuchungen (Horster u. Klein, 1963) bei über 1000 euthyreoten Probanden ergaben in 53% der Fälle einen über +30% erhöhten Grundumsatz, so daß die Warnung berechtigt erscheint, die Indikation für eine antithyreoidale Therapie allein auf einen erhöhten Grundumsatz zu stützen.]

Die bei diesen 36 Pat. während der — nicht indizierten — antithyreoidalen Therapie auffällig gewordenen Augensymptome gehören leider häufig den Schweregraden II und III an. 23 Pat., die unter einer euthyreoten endokrinen Ophthalmopathie litten, waren zuvor wegen einer hyperthyreoten Struma operiert worden. 13 dieser Pat. hatten bereits vor der Operation endokrine Augensymptome, die sich post operationem entweder besserten oder nicht verschlechterten: sie konnten dem Schweregrad I zugeordnet werden. Bei 10 Pat. wurden die endokrinen Augensymptome erst nach der Operation manifest und zwar nie eher als 6 Monate nach dem Eingriff, d. h. zu einem Zeitpunkt, in dem eine Euthyreose definitiv geworden war. Auch bei diesen Patienten könnte man eine hypophysäre Mehrinkretion an thyreotropem Hormon mit gleichzeitiger EPF-Abgabe als pathogenetischen Faktor anschuldigen: Thyreotropin war aber bei 2 Pat., deren Serum untersucht werden konnte, nicht nachzuweisen; bei diesen beiden Patienten fiel der Nachweis eines LATS positiv aus; der EPF war bei allen Patienten im Serum vorhanden. Pinchera et al. (1965) untersuchten bei 11 Pat., die zuvor schilddrüsenoperiert worden waren, das Serum auf einen möglichen Gehalt an LATS und konnten bei 3 Pat. einen LATS nachweisen: zwei litten an einer progressiven euthyreoten Ophthalmopathie und einer wies ein lokales prätibiales Myxödem auf, bei den übrigen 8 Pat. wurden ophthalmologische Symptome vermißt. Der LATS scheint generell eher bei Schilddrüsenkranken mit als ohne endokrine Augensymptome nachweisbar zu sein (McKenzie, 1961; 1965; Werner, 1963; Pimstone et al., 1963; Noguchi et al., 1964; Kurihara et al., 1965), besonders dann, wenn die endokrinen Augensymptome im Gefolge einer operativen, radiologischen oder medikamentösen Therapie auffällig werden und zugleich auch lokale Myxödeme in Erscheinung treten (Kriss et al., 1964, 1965). Ob etwa geeignete Konzentrierungs- und Isolierungsverfahren einen LATS bei allen Hyperthyreosen oder bei allen endokrinen Ophthalmopathien im Serum nachweisbar werden lassen (Purves u. Adams, 1963), muß vorerst ebenso offen bleiben wie die Frage, ob dem LATS bei der Pathogenese der Hyperthyreose eine echte die Schilddrüse aktivierende Rolle zukommt (McKenzie, 1965).

Bei den zuvor von endokrinen Augensymptomen verschont gebliebenen Patienten wurden zu verschiedenen Zeiten nach der Therapie (Hubrich, 1966) endokrine Augensymptome auffällig, die jedoch nur bei 9 Pat. stationär blieben und bei den übrigen mit Eintritt der Euthyreose verschwanden. Diese geringe Frequenz von Ophthalmopathien nach Radiojodtherapie kann auf die in unserer Klinik geübte fraktionierte Applikation von Radiojod zurückgeführt werden (Oberdisse, 1960; Klein, 1963), die eine drastische Reduktion der thyreoidalen Hormonproduktion und somit auch eine überschießende hypophysäre reaktive Thyreotropinsekretion vermeidet.

Während die bei der Gruppe A (Tab. 11) angeführten endokrinen Ophthalmopathien meist bei einer Schilddrüsenkrankheit oder deren Therapie auftraten, trifft dieser pathogenetische Gesichtspunkt für die Gruppe B nur in einigen Fällen zu.

Wie bereits aus Tab. 7 ersichtlich war, konnte bei 114 der 167 euthyreoten Ophthalmopathien eine Schilddrüsenvergrößerung nicht nachgewiesen werden. Von den 69 Pat. der Gruppe B (Tab. 11) hatten nur 8 eine palpable Struma. Diese Vielzahl der euthyreoten endokrinen Ophthalmopathien ohne Struma darf als ein wichtiger klinischer Hinweis gelten, daß eine anhaltende Mehrinkretion von Thyreotropin bei diesen Patienten nicht stattgefunden hat, da sonst eine Schilddrüsenvergrößerung hätte deutlich werden müssen, die letztlich immer Ausdruck einer thyreotropen Stimulierung ist (Reinwein, 1963; Klein, 1965). Demnach kann bei diesen Patienten der ebenfalls immer im Serum nachgewiesene EPF nicht mit einer Mehrinkretion von Thyreotropin in Verbindung gebracht werden. Auch ein LATS konnte im Serum dieser Patienten nicht gefunden werden. Bei diesen Patienten scheinen andere hormonelle Regulationsstörungen die Abgabe des EPF aus der Hypophyse zu veranlassen: bei einer Patientin manifestierten sich die Augensymptome während der Pubertät, bei zwei anderen nach einem Abort und bei weiteren nach einem Partus, nach einer Ovarektomie oder in der Menopause. Als „stress" wurde in zwei Fällen der Unfalltod eines nahen Verwandten, bei zwei anderen eine lebensbedrohliche Infektion und bei dem fünften Fall ein familiärer Streit gewertet: diese Ereignisse gingen dem Auftreten der endokrinen Augensymptome zeitlich unmittelbar voraus. Dieser zeitliche Zusammenhang zwischen extrathyreoidalen hormonellen Störungen und der Manifestation der Ophthalmopathie läßt noch keine Schlüsse auf pathogenetische Zusammenhänge zu. Derartige Zusammenhänge scheinen aber zumindest möglich zu sein, wie die folgenden Untersuchungsbefunde zeigen, die bei extrathyreoidalen hormonellen Störungen mit und ohne endokrine Augensymptome erhoben wurden (Abb. 28).

1. Die Bedeutung der glandotropen Hormone

Diese Untersuchungen wurden durchgeführt, um einen Einblick in die Umstände zu gewinnen, die zu der Abgabe des EPF aus der Hypophyse führen können. Bei allen Patienten wurde im Serum der Gehalt an TSH, LATS und EPF bestimmt, bei einem Teil der Patienten wurde außerdem ein Metopirontest durchgeführt, um die sog. ACTH-Reserve der Hypophyse zu ermitteln; ferner wurde im Urin die Gonadotropinausscheidung nach Solbach u. Zimmermann (1964) von Solbach gemessen. Deuteten diese Untersuchungsergebnisse auf eine gesteigerte Aktivität des betreffenden tropen Hormons hin, so wurde ein nach oben gerichteter Pfeil in die Abbildung eingetragen, während waagerechte Pfeile eine normale und nach unten gerichtete Pfeile eine verminderte hormonelle Aktivität symbolisieren. Fragezeichen deuten an, daß Bestimmungen nicht durchgeführt wurden. Bei 13 gesunden Kontrollpersonen und bei 16 blanden Strumen fiel der EPF-Nachweis negativ aus, der TSH-Spiegel des Serums war normal oder gering erhöht. Nach einer Schilddrüsenoperation war der EPF bei blanden Strumen stets positiv und der TSH-Spiegel erhöht, aber nur bei drei dieser Patientinnen entwickelten sich — teils passagere — endokrine Augensymptome. Bei hyperthyreoten diffusen Strumen wurde post operationem nur in den Fällen ein EPF im Serum nachweisbar, die erhöhte TSH-Titer aufwiesen; aber nur drei dieser Patienten litten unter einer endokrinen Ophthalmopathie. Bei 4 Pat. wurde ein Cushing-Syndrom diagnostiziert: zwei von ihnen hatten in typischer Weise einen überschießenden Metopirontest als Indiz für eine gesteigerte ACTH-Sekretion, die mit einer pathologisch erhöhten Corticoidausscheidung im Urin verbunden war. Bei diesen beiden Patienten war TSH im Serum nicht nachzuweisen, aber der EPF war deutlich positiv: bei einem Patienten waren Lidödeme und ein beidseitiger Exophthalmus auffällig. 13 junge Männer litten an einem Hypogonadismus verschiedener Pathogenese und zeigten teils erhöhte, teils erniedrigte Gonadotropinanteile im Urin. Der EPF-Nachweis war positiv bei den Patienten, die zugleich einen erhöhten TSH-Spiegel des Serums hatten. Aber nur bei einem dieser Patienten waren endokrine Augensymptome deutlich: er litt an einer progredienten Gynäkomastie. 6 Pat. mit einer floriden Akromegalie zeigten unterschiedliche Ergebnisse bei der Prüfung der glandotropen Partialfunktionen: bei 2 Pat. war der TSH-Titer hoch, der EPF positiv, beide hatten eine deutliche Strauma, aber nur einer eine Ophthalmopathie. Die Gonadotropinausscheidung war bei diesen beiden Patienten normal, die ACTH-Reserve erschien vermindert.

Die in der Abb. 28 angeführte Patientenzahl ist klein. Schwarz et al. (1962) berichteten über 6 Pat. mit einem Cushing-Syndrom, von denen 5 einen EPF im Serum und endokrine Augensymptome aufwiesen. Etwa 7% aller Cushing-Pat. leiden an einer Ophthalmopathie (Plotz, 1952; Morgan

u. MASON, 1958; SOFFER et al., 1961). Auch das Auftreten eines Exophthalmus bei Akromegalie ist geläufig (CUSHING, 1933; DAVIS, 1941; SCHWARZ et al., 1962; REINWEIN, 1963). Welche der bei diesen Krankheitsbildern

Diagnose	Zahl d. Patienten		EPF im Serum		Glandotrope Hormone		
	Gesamt	mit e.O.	+ oder −	Zahl	TSH	ACTH	Gonadotropin
Gesunde Kontrollen	13	0	−	13	↔	↔	↔
Blande Struma	16	0	−	16	(↑)	?	?
Blande Struma post op.	22	3	+	22	↑	?	?
Hyperthyreose post op.	11	3	+ −	6 5	↑ ↔	? ?	? ?
M. Cushing	4	1	+ −	2 2	↓ ↔	↑ ↔	↓ ↓
Hypogonadismus	13	1	+ −	5 8	↑ (↓)	↔ ↔	↓ u. ↑ ↑
Floride Akromegalie	6	2	+ −	2 4	↑ ↔	(↓) ↔	↔ ↔

Abb. 28. Biologischer Nachweis des EPF im Serum bei verschiedenen endokrinen Störungen: Zusammenhang zwischen EPF, endokrinen Augensymptomen und der Sekretion glandotroper Hormone

vielseitigen hormonellen Störungen für die Manifestation einer endokrinen Ophthalmopathie in Betracht kommen, ist ein offenes Problem (FEHER et al., 1963; HORSTER u. KLEIN, 1964 d). Dennoch scheint es naheliegend zu sein, die in der Tab. 12 angeführten pathogenetisch bedeutsamen Faktoren als Teil eines pathogenetischen Prinzips anzusehen, das etwa folgendermaßen formuliert werden kann: Der EPF ist normaler Bestandteil aller Hypophysen und wird nicht aus der Hypophyse sezerniert, solange die Sekretion der tropen Hormone normal ist. Wird die Sekretion der hypophysären Tropine durch exogene, den Reglermechanismus alternierende, medikamentöse, operative oder psychische Einflüsse oder durch endogene hormonelle Krisen gestört, so kann der EPF sezerniert werden. Diesem pathogenetischen Prinzip liegt die Idee eines shift-Mechanismus zugrunde: die Kapazität des Hypophysenvorderlappens, trope Hormone zu sezernieren, ist begrenzt. (Limitierende Faktoren sind wahrscheinlich die hypothalamischen releasing factors.) Wird — etwa beim Cushing-Syndrom, bei der Akromegalie, in der Menopause, bei der Hyperthyreose, oder auf Grund medikamentöser Eingriffe in den Reglermechanismus — ein tropes Hormon überschießend sezerniert, so muß die Sekretion eines oder mehrerer anderer Hormone eingeschränkt werden. Die auf S. 22 geschilderten eigenen Versuche und die von SMELSER u. OZANICS (1955) sowie von KEMPER u. HELMECKE (1965) mitgeteilten Befunde über die Beeinflussung eines experimentellen Exophthalmus durch andere — nicht thyreotrope — glandotrope Hormone scheinen ebenfalls für einen shift-Mechanismus zu sprechen bzw. einen solchen zu imitieren. Die Möglichkeit einer den Anforderungen der Peripherie entsprechenden „Schwerpunktverlagerung" der glandotropen Hypophysenfunktion wurde auf Grund morphologischer Befunde auch von KRACHT u. SPAETHE (1953) und auf Grund klinischer Erfahrungen von OBERDISSE (1957) vermutet. PAULSEN (1962) denkt sogar an die Möglichkeit, daß das Thyreotropin kein eigenständiges Hormon, sondern nur eine „aktive Gruppe" anderer glandotroper Hormone sein könnte. Wir möchten aus diesen Angaben den Schluß ziehen, daß bei einer Überforderung des shift-Mechanismus die Synthese der tropen Hormone inkomplett bleibt und Precursoren sezerniert werden: der EPF könnte ein solcher Precursor sein.

2. Die Bedeutung der Schilddrüsenhormone

Die bisher angeführten Untersuchungsbefunde zur Pathogenese bieten eine Erklärungsmöglichkeit, wenn auch keinen Beweis, welche Umstände zu der hypophysären Sekretion eines EPF Anlaß geben können. Die Untersuchungen haben aber zugleich gezeigt, daß bei gewissen endokrinen Störungen der EPF sezerniert werden kann, ohne daß endokrine Augensymptome manifest sind oder manifest werden. Im folgenden Abschnitt soll deshalb auf die Frage eingegangen werden, welche Rolle den Schilddrüsenhormonen — und anderen Faktoren — bei der Pathogenese der endokrinen Augensymptome zukommt. Es wird von der Behauptung ausgegangen, daß die hormonelle Leistung der Schilddrüse darüber entscheidet, ob der EPF als solcher wirksam werden kann oder nicht. Es sei zunächst an die klinischen Beobachtungen erinnert, daß ein Exophthalmus niemals bei einer Hyperthyreosis factitia oder einem toxischen Adenom in Erscheinung tritt (OBERDISSE, 1962 a). Bei beiden Hyperthyreoseformen ist der Reglermechanismus intakt. Andererseits ist das Auftreten eines generalisierten Myxödems bei einer länger währenden Schilddrüsenunterfunktion, d. h. bei einem ständig erniedrigten Thyroxinspiegel des Blutes geläufig (PREISWERK, 1964). Die Häufung von Mucopolysacchariden in den Geweben des Myxödemkranken ist mit einer Wasserretention verbunden; eine Substitutionstherapie mit Thyroxin veranlaßt eine anhaltende Diurese.

Diese Befunde führen zu der Überlegung, ob die Entwicklung von retrobulbären und periocülären Ödemen und lokaler Myxödeme eine verminderte Ansprechbarkeit für Thyroxin oder eine herabgesetzte Thyroxinkonzentration zur Voraussetzung haben. KUTZIM (1964) stellte fest, daß bei der Maus im Augenfettbindegewebe ein auffällig hoher Thyroxinspiegel anzutreffen ist und sieht einen Abfall der Thyroxinkonzentration unter das physiologisch notwendige Niveau als Ursache lokaler Myxödembildungen an.

Ob neben den Schilddrüsenhormonen auch die endogenen Steroidhormone einen direkten Einfluß auf die Induktion einer Ophthalmopathie haben, kann vorerst ebenfalls nur vermutet werden: unsere Patienten berichten übereinstimmend, daß Bulbusdruck, Lidödeme und Doppelbilder während der Menstruation deutlich zunehmen. In diesem Zusammenhang muß darauf hingewiesen werden, daß während der Menstruation u. a. auch die Bindungskapazität der Serumproteine für Schilddrüsenhormone verändert ist (JUNG-HEINRICH, 1964). Eine Klärung dieser wahrhaft vielseitigen wechselhaften Beziehungen nicht nur unter den glandotropen sondern auch den peripheren Hormonen steht noch aus.

Bei den Betrachtungen über die Bedeutung der Schilddrüsenhormone für die Pathogenese der endokrinen Ophthalmopathie darf an die tierexperimentellen Befunde erinnert werden (S. 27), die zeigten, daß bei schilddrüsenlosen Tieren ein Exophthalmus am leichtesten zu provozieren ist. Die eigenen Befunde sprechen zudem für eine differente Wirkung der Schilddrüsenhormone bei der Entwicklung eines Exophthalmus: L-Trijodthyronin konnte eine Exophthalmusentwicklung nicht, L-Thyroxin nur in hohen Dosen und D-Thyroxin in allen Konzentrationsbereichen verhindern. Auffällig war außerdem, daß bei euthyreoten endokrinen Ophthalmopathien im Suppressionstest nur D-Thyroxin die pathologisch erhöhten $PB^{131}I$-Werte signifikant deprimierte.

Bei 52 Pat. wurde Glandula thyreoidea siccata (Thyreoidin), Trijodthyronin (Thybon) oder D-Thyroxin (Dethyrona) appliziert: alle Patienten litten unter einer *euthyreoten* endokrinen Ophthalmopathie. Vor Beginn der Medikation war bei diesen Patienten der EPF im Serum nachzuweisen, die $PB^{131}I$-Werte waren erhöht. Die Tab. 13 u. 14 (S. 79 u. 82) geben die bei jedem dieser Patienten ermittelten Werte wieder: wählt man neben der Bestimmung des $PB^{131}I$ und des EPF als weitere Parameter den Grad der endokrinen Ophthalmopathie und die Exophthalmometerwerte, so zeigt sich, daß sich nur nach mehrmonatiger Applikation von D-Thyroxin in der Mehrzahl der Fälle die $PB^{131}I$-Werte normalisierten, der EPF im Serum nicht mehr nachzuweisen war und die Hertelwerte geringer wurden. Diese Befunde lassen vermuten, daß D-Thyroxin einen direkten Einfluß auf die Sekretion des EPF aus dem Hypophysenvorderlappen nehmen kann. Prednison ist, wie in den Abb. 16 u. 26 zum Ausdruck kam, weder für die Entwicklung eines experimentellen Exophthalmus beim Fisch noch für den Nachweis eines EPF im Serum von Bedeutung. Die klinischen Beobachtungen über einen günstigen Prednisoneffekt auf endokrine Lidödeme und endokrinen Exophthalmus dürften vorwiegend auf lokale Glucocorticoidwirkungen zurückzuführen sein. Zu deren Verständnis sei deshalb im folgenden Abschnitt versucht, die derzeitigen Ansichten über die retrobulbären und perioculären Veränderungen zu skizzieren, die der Entwicklung endokriner Augensymptome zugrunde liegen sollen.

3. Die Bedeutung weiterer Faktoren

Das histologische Bild ist bei der ausgeprägten Form des Augenleidens uniform: das Volumen der extraoculären Muskeln hat erheblich zugenommen, eine Streifenzeichnung ist nur noch angedeutet, die Zellkerne proliferieren; diese degenerativen Bezirke sind umso ausgeprägter, je länger die Krankheit besteht (WEGELIUS et al., 1957). Auffällig ist ferner die Zunahme der Fettgewebsanteile im retrobulbären Bindegewebe (RUNDLE u. POCHIN, 1944), die allmählich mucinös verquellen (WEGELIUS, 1954). Eine Zunahme der Mastzellen in der quergestreiften Muskulatur und im Sarkolemm konnte auch durch Thyreotropininjektionen provoziert werden (GABRILOVE et al., 1952). Eine zunehmende Metachromasie der Grundsubstanz wurde auf eine Zunahme an Mucoproteinen zurückgeführt (LUDWIG et al., 1950). Diese Anhäufung von Mucopolysacchariden ändert das Ionogramm und damit die Hydratation der Gewebe (LUDWIG et al., 1952). Die auffällige klinische Korrelation zwischen lokalisierten Myxödemen und Exophthalmus (BEIERWALTES, 1954) veranlaßte eine vergleichende Untersuchung von retrobulbärem und prätibialem myxödematösem Gewebe (ASBOE-HANSEN u. WEGELIUS, 1960); die Untersuchungsergebnisse führten dazu, folgende pathogenetische Kette zu postulieren (LAMBERG, 1962): Der EPF veranlaßt in den — wegen Thyroxinmangels — prädestenierten Geweben histologische Veränderungen, die sich in einer Anhäufung von Mastzellen und einer vermehrten Produktion von hydrophilen sauren Mucopolysacchariden äußert. Folge dieser Stoffwechselstörung ist eine venöse Stase, die zunächst zu einem einfachen Ödem und durch Polymerisation der Mucopolysaccharide später zu einem mucinösen Ödem führt. Man muß diese Hypothese insofern erweitern, als der stets bei lokalem Myxödem im Serum nachzuweisende LATS auf immunologische Vorgänge hinweist, die ebenfalls bei der lokalen Myxödementwicklung teilhaben können. Es wird immer wieder betont, daß diese Stoffwechselstörungen nicht auf die retrobulbären, perioculären und prätibialen Gewebe beschränkt sind, sondern auch im Herzmuskel und anderen Skeletmuskeln nachzuweisen sind (IVERSEN, 1954; KLOTZ, 1948; LAMBERG et al., 1960).

Da unsere tierexperimentellen Befunde vorwiegend bei Goldfischen erhoben wurden, sei an die Untersuchungen von BRUNISH und SØRENSEN (1963) erinnert, die dem Goldfisch einen vorwiegend exophthalmogenen Hypophysenvorderlappenextrakt injizierten und bei der Exophthalmusentwicklung die gleichen histologischen Veränderungen beobachteten, die bei der menschlichen Ophthalmopathie beobachtet wurden. Diese Befunde sollen die Hypothese stützen, daß der EPF der Initiator der endokrinen Augenveränderungen ist.

4. Zusammenfassung

Um unsere Vorstellung über die Pathogenese der endokrinen Ophthalmopathie zusammenfassend darlegen zu können, sollen die pathogenetisch bedeutsamen Faktoren übersichtlich diskutiert werden:

Die Hypophyse. Der Exophthalmus produzierende Faktor (EPF) ist normaler Bestandteil der menschlichen und aller bisher untersuchten Säugetierhypophysen. Er steht biochemisch dem thyreotropen Hormon (TSH) besonders nahe, da er in allen üblichen Thyreotropinpräparationen nachzuweisen ist. Bisher ist allerdings nur eine biologische, nicht eine biochemische Trennung der thyreotropen und der exophthalmogenen Aktivität dieser Präparate gelungen. Lediglich der experimentell erzeugbare TSH-sezernierende Hypophysentumor der Mäuse entbehrt einer exophthalmogenen Aktivität. Die übrigen tropen Hormone des Hypophysenvorderlappens können — gemeinsam injiziert — bei schilddrüsenlosen Meerschweinchen ebenfalls exophthalmogen wirksam sein. Einzeln injiziert, können die hypophysären Gonadotropine — nicht das Choriongonadotropin — die exophthalmogene Wirkung von TSH bei Goldfisch und Karpfen potenzieren, die thyreotrope Aktivität von TSH zugleich mindern. ACTH kann ebenfalls die Entwicklung eines tierexperimentellen Exophthalmus fördern. Diese Tierexperimente sprechen dafür, daß die hormonelle Aktivität verschiedener glandotroper Hormone auf die Exophthalmusentwicklung Einfluß nehmen kann.

Klinische Beobachtungen zeigten, daß zwar vor allem bei einer Schilddrüsenüberfunktion endokrine Augensymptome in Erscheinung treten, daß aber auch andere endokrine Störungen, wie z. B. Cushing-Syndrom, Akromegalie, Gynäkomastie, Abort und Menopause mit einer Ophthalmopathie verbunden sein können. Geläufig ist ferner, daß pharmakologische und operative Therapiemaßnahmen eine Ophthalmopathie provozieren können, wenn sie den zwischen Hypophyse und peripheren Drüsen spielenden Reglermechanismus alterieren (Oberdisse, 1962 b). Diese im klinischen Teil dieser Arbeit detailliert geschilderten Beobachtungen haben zu folgender Hypothese geführt: Die Kapazität des Hypophysenvorderlappens, glandotrope Hormone zu sezernieren, ist limitiert. Die hypophysäre Sekretion wird durch die „releasing factors“ gesteuert, die im Hypothalamus lokalisiert sind. Diese releasing factors registrieren den Hormonbedarf der Peripherie und veranlassen eine Freisetzung des entsprechenden tropen Hormons. Muß ein tropes Hormon in besonders großen Mengen und besonders schnell synthetisiert und sezerniert werden, dann muß die Synthese und Sekretion aller oder einiger anderer troper Hormone eingeschränkt werden. Dieser sog. shift-Mechanismus vermag normalerweise allen Anforderungen der peripheren Drüsen gerecht zu werden. Wird eine periphere Drüse (Schilddrüse, Ovar) operiert oder bricht die Drüse aus dem Reglermechanismus aus

(Hyperthyreose, M. Cushing, „Stress"), so versagt der shift-Mechanismus: die Synthese des betreffenden thyreotropen Hormons erfolgt überstürzt oder unvollständig; Ausdruck dieser hypophysären hormonellen Störung ist die Sekretion eines EPF, der zwar als Zwischenstufe bei der Hormonsynthese immer in Hypophysenextrakten nachzuweisen ist, aber bei normaler Hormonsynthese nicht sezerniert wird.

Diese Hypothese wird durch folgende Befunde gestützt: ein EPF konnte bei vielen Patienten mit hormonellen Störungen auch dann nachgewiesen werden, wenn endokrine Augensymptome nicht deutlich waren: z. B. bei Hyperthyreosen ohne Ophthalmopathie, unmittelbar nach der Operation blander Strumen, bei florider Akromegalie, bei progredienter Gynäkomastie, bei antithyreoidaler Medikation. Wenn somit die Umstände, unter denen die Sekretion eines EPF möglich ist, erklärbar erscheinen, so ist weiter zu fragen, warum — bei einem positiven EPF-Nachweis im Serum — bei einem Patienten endokrine Augensymptome manifest werden und bei einem anderen nicht.

Die Schilddrüse. Auch bei dieser Frage können unsere tierexperimentellen Befunde und klinischen Beobachtungen eine Antwort erleichtern: Im Tierexperiment läßt sich immer dann ein Exophthalmus provozieren, wenn die Schilddrüse entfernt wurde oder durch hohe Thyreotropingaben hormonell überspielt wurde. Dies gilt ebenso für das Meerschweinchen wie für die verschiedenen Fischarten, die deshalb als Versuchstiere so beliebt sind, weil sich bei ihnen eine Exophthalmusentwicklung sehr einfach registrieren läßt.

Auch bei der menschlichen endokrinen Ophthalmopathie läßt sich im hormonell aktiven Stadium immer eine Störung des thyreoidalen Jodstoffwechsels nachweisen: im Radiojodtest ist der Umsatz des Radiojods bei der Hormonsynthese beschleunigt; d. h. das radioaktive Hormonjod im Serum, das sog. $PB^{131}I$, ist über die Norm erhöht.

Überprüft man die Integrität des Reglermechanismus durch mehrtägige Gabe von Glandula thyreoidea siccata oder Trijodthyronin, so reagiert die Schilddrüse nicht mit einer Depression der Radiojodaufnahme und auch die $PB^{131}I$-Werte bleiben erhöht: der Suppressionstest ist bei endokrinen Ophthalmopathien negativ. Dieser Befund konnte auch bei euthyreoten endokrinen Ophthalmopathien erhoben werden; bei diesen Patienten ist demnach die reguläre Verbindung zwischen Schilddrüse und Hypophyse unterbrochen, ohne daß klinisch eine Schilddrüsenfunktionsstörung — etwa in Form einer Hyperthyreose — deutlich wird. Diese eigenartige Konstellation kann so gedeutet werden, daß die Schilddrüse bei einer euthyreoten endokrinen Ophthalmopathie die Trijodthyroninsekretion zu Ungunsten der Thyroxinsekretion gesteigert hat: chromatographische Untersuchungen und auch die erhöhten $PB^{131}I$-Werte — der absolute Gehalt des Serums an chemisch bestimmbarem eiweißgebundenem Hormonjod (PBI) ist normal! —

sprechen für diese Annahme. Gemäß den oben angeführten Überlegungen versagt auch der shift-Mechanismus; deshalb kann im Serum der EPF nachzuweisen sein und deshalb ist auch der Suppressionstest negativ.

Die endokrinen Augensymptome. Auf eine — noch nicht sicher bewiesene — Änderung in der Qualität der hormonalen Schilddrüsenaktivität scheinen bestimmte Gewebsbezirke des Körpers besonders empfindlich zu reagieren: das retrobulbäre und perioculäre Gewebe und die prätibialen Hautpartien. Eine verminderte Ansprechbarkeit dieser Gewebsbezirke für Thyroxin oder eine tatsächliche Minderung der lokalen Thyroxinkonzentration könnten Voraussetzung dafür sein, daß der Exophthalmusfaktor pathogen wird, d. h. daß er über eine Stimulierung des Mucopolysaccharidstoffwechsels die Ausbildung eines mucinösen Ödems und damit die Entwicklung von Exophthalmus, Lidödemen und Augenmuskellähmungen anregt.

Diese zusammenfassenden pathogenetischen Betrachtungen haben nicht den sog. Long-acting Thyroid-Stimulator (LATS) berücksichtigt, der als ein 7-S-Gammaglobulin, d. h. als ein Antikörper identifiziert wurde. Bisher konnte die „verzögerte Schilddrüsenaktivierung", die dem LATS zugeschrieben wird und zu der eigenartigen Namensgebung geführt hat, nur bei der Maus gezeigt werden. Der LATS ist nicht in der Hypophyse und auch nicht in der Schilddrüse nachzuweisen. Er findet sich bevorzugt dann im Serum, wenn nach einer radiologischen oder operativen Hyperthyreosetherapie eine Ophthalmopathie oder ein lokales prätibiales Myxödem manifest wird. Wir möchten den LATS lediglich als einen Indicator für einen autoimmunologischen Vorgang ansehen, der dann allerdings auch bei der Entwicklung einer endokrinen Ophthalmopathie beteiligt sein könnte.

Unabhängig davon, ob die angeführten Thesen bereits bewiesen oder noch vorwiegend spekulativ sind, erleichtern sie doch das Verständnis für die Indikation der verschiedenen Therapieverfahren, die derzeit für die Behandlung einer endokrinen Ophthalmopathie in Betracht kommen und die in dem abschließenden Teil dieser Arbeit erläutert werden sollen.

C. Zur Therapie der endokrinen Ophthalmopathie

Die Therapie der endokrinen Ophthalmopathie gründet sich im wesentlichen auf die von Ophthalmologen, Radiologen, Chirurgen und Internisten mitgeteilten Erfahrungen, entbehrt aber einer rationalen Konzeption, weil die Wurzeln des Leidens noch nicht deutlich sind. Die Frequenz der verschiedenen Verlaufsformen und die Vielzahl der angegebenen Therapieverfahren regt den Versuch an, drei Fragen zu beantworten:

1. Welche Therapie ist bei der häufigsten Verlaufsform, der hyperthyreoten endokrinen Ophthalmopathie angebracht?

2. Welche therapeutischen Maßnahmen erscheinen grundsätzlich gemäß unseren Befunden zur Pathogenese und Klinik der endokrinen Ophthalmopathie empfehlenswert?

3. Welche Kriterien erleichtern die Wahl einer Therapieform und die Beurteilung der therapeutischen Wirksamkeit?

Ad 1:

Vor Beginn jeglicher Therapie muß die Frage geklärt werden, ob die Ophthalmopathie die einzig erkennbare endokrine Störung ist oder ob sie Begleitsymptom einer anderen endokrinen Krankheit ist. Neben den seltenen und stets auffälligen endokrinen Störungen wie Cushing-Syndrom, Akromegalie, Gynäkomastie oder Hypogonadismus ist es vor allem die Schilddrüsenüberfunktion, die diagnostisch gesichert bzw. ausgeschlossen werden muß.

Für die Therapie einer nachgewiesenen hyperthyreoten endokrinen Ophthalmopathie darf der allgemeine Grundsatz gelten, daß vordringlich eine konsequente Behandlung der Hyperthyreose erforderlich ist. Ob darüberhinaus auch die Ophthalmopathie behandlungsbedürftig ist, hängt von ihrem Schweregrad bei Beginn und ihrem Verhalten während der Hyperthyreosetherapie ab. Für diese Therapie stehen Operation, Radiojod und antithyreoidale Substanzen zur Verfügung. Eine Schilddrüsenoperation sollte nur dann durchgeführt werden, wenn eine große feste Struma zu lokalen Kompressions- und Stauungszeichen geführt hat.

Bei 253 Pat., die an einer *hyperthyreoten* endokrinen Ophthalmopathie litten, stellten wir folgende therapeutische Indikationen:

1.	Operation	13 Pat. (5%)
2.	Radiojodbehandlung	145 Pat. (57%)
3.	Medikamentöse Therapie mit antithyreoidalen Substanzen	95 Pat. (38%)

Schließt man die Patienten aus, bei denen die Größe und Beschaffenheit der Struma eine absolute Operationsindikation darstellten, so war bei den übrigen Patienten in erster Linie das Alter und die Schwere der Ophthalmopathie entscheidend bei der Frage, ob mit antithyreoidalen Substanzen oder mit Radiojod behandelt werden sollte. Patienten unter 40 Jahren wurden eher einer medikamentösen, Patienten jenseits des 40. Lebensjahres vorwiegend einer radiologischen Behandlung zugeführt. Diese — auf die Therapie der Hyperthyreose gerichtete — altersabhängige Entscheidung wurde nicht allzu starr gehandhabt: milde Verlaufsformen von Hyperthyreose und Ophthalmopathie — z. B. post partum oder in der Menopause — neigen zu spontaner Remission und rechtfertigen meist eine Therapie mit Lycopusextrakten (Thyreogutt, Lycocyn) bevor man sich zu einer Radiojodgabe entschließt. Andererseits wird man auch schon im vierten

Dezennium Radiojod applizieren, wenn die Therapie mit antithyreoidalen Medikamenten nicht vertragen wird, eine zuverlässige Remission der Hyperthyreose nicht zu erzielen ist oder die Augensymptome während der Medikation progredient werden.

a) Die Therapie mit antithyreoidalen Substanzen. Die Therapie mit antithyreoidalen Substanzen birgt immer das Risiko einer reaktiven Zunahme der Schilddrüsengröße und der Provokation oder Progredienz endokriner Augensymptome in sich, da die überschießende Hormonsynthese der Schilddrüse chemisch blockiert wird und der nachfolgende Abfall der Schilddrüsenhormonkonzentration in Blut und Gewebe eine Mehrinkretion des thyreotropen und eine Fehlinkretion des exophthalmogenen Hormons verursachen kann. Um diese hypophysäre Reaktion zu vermeiden, sollte zugleich mit den antithyreoidalen Medikamenten auch Schilddrüsenhormon in Form von Gland. thyr. sicc. oder Trijodthyronin gegeben werden. Aber auch bei einer optimal erscheinenden medikamentösen Therapie, die etwa in 3 Monaten eine Euthyreose herbeiführt, kann dem einzelnen Patienten nicht vorhergesagt werden, ob sich seine Augensymptome bessern werden. Eine katamnestische Untersuchung, die bei 62 von 95 Pat. mit hyperthyreoter Ophthalmopathie durchgeführt werden konnte, ergab folgende Resultate: alle Patienten waren euthyreot geworden; die Augensymptome hatten sich definitiv gebessert oder waren gänzlich verschwunden bei 41 Pat. (66%), waren gleichgeblieben bei 16 Pat. (26%) und hatten sich verschlechtert bei 5 Pat. (8%). Demnach litt ein Drittel dieser Patienten bei „lege artis“ durchgeführter medikamentöser Hyperthyreosetherapie auch noch nach Eintritt der Euthyreose an endokrinen Augensymptomen. Der Schweregrad dieser „Restophthalmopathien“ war unterschiedlich: bei 3 Pat. waren lediglich Lidödeme deutlich, 8 Pat. hatten eine Protrusio ohne Lidreaktion, bei weiteren 8 Pat. war ein Exophthalmus mit Lidödemen behandlungsbedürftig und 2 Pat. litten unter Doppeltsehen.

Der Wert der Kombinationstherapie wird deutlicher, wenn man die Katamnese von 74 Pat. berücksichtigt, die ebenfalls mit antithyreoidalen Substanzen und Schilddrüsenhormon behandelt wurden, deren Hyperthyreose aber nicht durch endokrine Augensymptome kompliziert wurde: nur einer dieser Patienten entwickelte mehrere Monate, nachdem bereits eine Euthyreose erreicht war, einen mäßigen einseitigen Exophthalmus und Lidödeme.

b) Die Behandlung mit Radiojod. Die Behandlung mit Radiojod wurde bei 145 Pat. durchgeführt, bei denen die Diagnose einer hyperthyreoten endokrinen Ophthalmopathie gesichert worden war. Um auch bei diesen Patienten eine drastische Reduktion der Schilddrüsenaktivität zu vermeiden, wurden kleine Strahlendosen u. U. mehrfach solange appliziert, bis das klinische Bild und die chemische Hormonjodanalyse einer Euthyreose entsprachen. Katamnestische Erhebungen konnten bei 116 dieser 145 Pat. verwertet werden und sind in der Tab. 12 wiedergegeben.

Die Tab. 12 zeigt, daß zwar bei 99% der Patienten durch eine ein- oder mehrmalige Appikation von Radiojod eine Euthyreose und nur bei einem Patienten eine Hypothyreose eintrat, daß aber nur bei 62% unserer

Tabelle 12. *Das Verhalten der endokrinen Ophthalmologie bei derRadiojodbehandlung der Hyperthyreose*

	Frauen	Männer	Gesamt
Nachuntersucht	93 (100%)	23 (100%)	116 (100%)
Remission	92 (99%)	23 (100%)	115 (99%)
endokrine Ophthalmopathie			
gebessert = nicht mehr behandlungsbedürftig	59 (63%)	12 (52%)	71 (62%)
unverändert	23 (25%)	6 (26%)	29 (25%)
passager verschlechtert	10 (11%)	3 (13%)	13 (11%)
definitiv verschlechtert	1 (1%)	2 (9%)	3 (2%)

Patienten mit Eintritt der Euthyreose die Augensymptome verschwunden waren oder sich soweit gebessert hatten, daß sie einer weiteren Behandlung nicht bedurften. Bei 29 Pat. blieben die Augensymptome unverändert: 25 dieser 29 Pat. hatten Augensymptome ersten Grades (Lidödeme, leichter Exophthalmus, keine Augenmuskelschwäche) und entzogen sich einer teilweise — bei 13 Pat. — indizierten medikamentösen Therapie der Ophthalmopathie, 4 Pat. litten nach wie vor unter einem Exophthalmus mit Lidretraktion und flüchtigen Augenmuskelparesen. Diese als Schweregrad II zu definierenden Symptome konnten durch die später geschilderten Therapiemaßnahmen (S. 86) deutlich gebessert werden. Eine Verschlechterung der Augensymptome wurde bei 16 Pat. festgestellt: bei 13 Pat. war diese Verschlechterung nur passager und äußerte sich in einem verstärkten Bulbusdruck, einer Zunahme der Lidödeme und Doppeltsehen bei körperlicher Ermüdung. Bei 3 Pat. wurde dagegen eine Zunahme der Exophthalmometerwerte und eine Diplopie, die vorher nicht auffällig war, objektiviert. Bei diesen 3 Pat. konnte durch konservative Maßnahmen eine entscheidende Besserung der Ophthalmopathie nicht mehr erreicht werden.

Betrachtet man vergleichsweise die Behandlungserfolge bei 163 Hyperthyreosen ohne endokrine Augensymptome, so ergibt sich, daß im Anschluß an die Radiatio — noch während der hyperthyreoten Phase — bei 8 Pat. passager endokrine Augensymptome, vor allem Lidödeme und eine geringe Protrusio, festzustellen waren, während sich nach Eintritt der Euthyreose bei 6 Pat. endokrine Augensymptome fixierten. Zwei dieser Patienten blieben als euthyreote endokrine Ophthalmopathien in unserer Betreuung (Tab. 11).

Faßt man die Ergebnisse der Radiojodbehandlung zusammen, so läßt sich feststellen, daß 33 (28%) von 116 Pat., denen wegen einer hyperthyreoten endokrinen Ophthalmopathie ^{131}J appliziert wurde, auch nach Eintritt der Euthyreose behandlungsbedürftige endokrine Augensymptome zeigten. Bei 6 (4%) von 163 Pat. entwickelten sich erst nach einer Radiojodbehandlung persistierende endokrine Augensymptome. WERNER et al. (1957) stellten bei 6 von 92 Pat., die wegen einer hyperthyreoten endokrinen Ophthalmopathie mit Radiojod behandelt wurden, eine erhebliche Verschlechterung fest, HAMILTON et al. (1960) bei 14 von 106 Pat. ARANOW u. DAY (1956) weisen zu Recht auf die Schwierigkeiten hin, die sich ergeben, wenn man die diagnostischen Kriterien, therapeutischen Maßnahmen und Erfolgsstatistiken vergleichen will, die von verschiedenen Autoren im Zusammenhang mit der endokrinen Ophthalmopathie mitgeteilt wurden. So behandeln z. B. PETRANYI et al. (1964) hyperthyreote *und* euthyreote endokrine Ophthalmopathien mit Radiojod.

Ad 2:

Unsere Befunde zur Pathogenese der endokrinen Ophthalmopathie räumen der hypophysären (Fehl-) Inkretion des Exophthalmus produzierenden Faktors (EPF) und einer thyreoidalen Stoffwechselstörung eine prinzipielle Rolle bei der Entwicklung endokriner Augensymptome ein. Folglich müßten die therapeutischen Bemühungen vornehmlich einer Regulierung dieser gestörten hormonellen Leistungen dienen. Einer gezielten Therapie stehen folgende Angriffspunkte offen:

a) Verhinderung der EPF-Sekretion aus der Hypophyse,

b) Inaktivierung des EPF im Serum,

c) Blockierung der EPF-Wirkung im periocularen und retrobulbären Gewebe,

d) Normalisierung der thyreoidalen Stoffwechselstörung.

ad a: Folgt man der Hypothese, die einer Überforderung des shift-Mechanismus die — stets pathologische — EPF-Sekretion zur Last legt, so müßte man die hypophysäre Überaktivität zu hemmen suchen. Ähnliche mit dem Thyreotropin als potentiellen pathogenetischen Faktor verbundene Überlegungen regten seit 1944 (MULVANY, 1944) eine hypophysäre Therapie der progredienten Ophthalmopathie an: Hypophysektomie (partiell oder total), Röntgenbestrahlung der Hypophyse und — neuerdings — Einlagen von Radioisotopen in die Hypophyse wurden durchgeführt.

Eine *Hpyophyektomie* bzw. Elektrokauterisierung der Hypophyse oder Durchtrennung des Hypophysenstiels wurde seit 1946 (MCCULLACH et al.) mehrfach durchgeführt (ALBEAUX-FERNET et al., 1955; MCCULLACH et al., 1957; BECKER, 1959; FURTH et al., 1962; ALBEAUX-FERNET et al., 1964). Aus anderer Indikation (metastasierendes Mamma-Carcinom) wurde bei gleichzeitig manifester Hyperthyreose ebenfalls in einzelnen Fällen die Hypophyse operiert (LI et al., 1955; BECKER et al., 1961; BECKER u. FURTH, 1965). Je nach Patientenauswahl und klinischen Kriterien wurde über eine Besserung oder Verschlechterung der Symptome berichtet, so daß

FELLINGER (1964) der Ansicht ist, daß die Ergebnisse einer Hypophysenoperation weder zur Pathogenese noch zur Therapie der Hyperthyreose bzw. Ophthalmopathie einen befriedigenden Beitrag leisten. MOLINATTI et al. (1959) implantierten bei einem 60jähr. Pat., der seit 18 Monaten an einer Hyperthyreose mit progredienter Ophthalmopathie litt, 18 mC Yttrium, nachdem eine Therapie mit antithyreoidalen Substanzen, Gland. thyr. sicc., Oestrogenen und eine hypophysäre Röntgenbestrahlung zwar eine Euthyreose aber nicht eine Besserung der Ophthalmopathie erreicht hatte. Innerhalb drei Wochen nach der Yttrium-Einlage besserte sich die Ophthalmopathie deutlich; hormonelle Insuffizienzzeichen anderer Drüsen wurden nicht auffällig.

Die Röntgenbestrahlung der Hypophyse fand eine weitere Verbreitung als die chirurgische Intervention. Bereits 1934 berichtete DROUET über eine günstige Beeinflussung der Hyperthyreose durch eine hypophysäre Bestrahlung. Seither haben über 50 Autoren ihre Erfahrungen bei der Bestrahlung von annähernd 300 Pat. mitgeteilt (LAMBERG, 1962). Dennoch wird die Hypophysenbestrahlung als ultima ratio einer konservativen Therapie der endokrinen Ophthalmopathie angesehen und vorwiegend dann angewendet, wenn eine operative Dekompression des Orbitadaches, die sog. Naffziger-Operation (NAFFZIGER, 1933), verhütet werden soll. Als Kriterien einer erfolgreichen Hypophysenbestrahlung gelten denn auch ein Sistieren des progressiven Exophthalmus und eine Erhaltung des Sehvermögens (MULLER, 1949; JONES, 1951; FOSSATI et al., 1953; BEIERWALTES, 1951, 1953; HERMANN, 1952; DAILEY et al., 1954; GEDDA u. LINDGREN, 1954 a, 1954 b; LAMBERG, 1957; LAMBERG u. HERNBERG, 1957; JALLUT u. GALLETTI, 1960). LAMBERG (1962) sah bei der Mehrzahl seiner Patienten nur eine vorübergehende Besserung, während BLAHUT et al. (1963) und FOSSATI (1964) den frühzeitigen Rückgang des Exophthalmus eher als einen prognostisch günstigen radiologischen Effekt ansehen und eine spätere Remission dem spontanen Verlauf der Krankheit zugute halten. Wir können über 6 Pat. berichten, bei denen eine fraktionierte Röntgenbestrahlung mit unterschiedlicher Gesamtdosis und differenter Technik durchgeführt wurde. Nur bei einem Patienten wurde zuvor der EPF-Nachweis durchgeführt, der wahrscheinlich deshalb negativ ausfiel, weil die Krankheit schon seit mehr als zwei Jahren manifest war und nicht mehr hormonell stimuliert wurde. Alle Patienten klagten während der fraktionierten Bestrahlung über erhebliche Kopfschmerzen, Übelkeit, vorübergehende Zunahme der lokalen Augenbeschwerden und Haarausfall. Eine Minderung der Exophthalmometerwerte über die individuelle, spontane und meßtechnische Differenz von 1,5 mm hinaus war nicht zu registrieren. Dagegen konnte eine Besserung der Ophthalmoplegie objektiviert werden: die Patienten litten nicht mehr oder nur noch intermittierend unter Doppelt-Sehen. Wir sind mit BLAHUT et al. (1963) der Ansicht, daß bei geeigneter Applikationsart und

Dosierung eine definitive Schädigung der hypophysären inkretorischen Funktionen vermeidbar ist, daß aber andererseits verbindliche Kriterien fehlen, die eine geeignete Patientenauswahl erlauben. Ferner tangiert jede hypophysäre Bestrahlung auch hypothalamische und retrobulbäre Regionen, die beide strahlenempfindlicher als die Hypophyse sind. Bemerkenswert ist, daß nach erfolgreicher hypophysärer Bestrahlung der EPF aus dem Serum verschwindet (McGill, 1960), die $PB^{131}I$-Werte aber unverändert erhöht bleiben (Horst u. Ullerich, 1958). Wir möchten auch diesen Befund als Stütze unserer Hypothese ansehen, daß die bei endokrinen Ophthalmopathien erhöhten $PB^{131}I$-Werte Ausdruck einer qualitativ veränderten thyreoidalen Hormonsynthese sind.

ad b: Die prinzipielle Möglichkeit, den EPF im Serum zu inaktivieren, wurde bisher weder pharmakologisch noch auf hormonellem Wege untersucht. Day u. Nelson (1960) postulieren, daß der EPF auch bei Gesunden im Serum enthalten sei, allerdings in einer gebundenen inaktiven Form, und daß den Patienten, die an einer endokrinen Ophthalmopathie leiden, diese bindende inaktivierende Substanz fehlt. Prednison, stoßartig appliziert, hatte keinen Einfluß auf den EPF-Spiegel bei unseren Patienten: während und nach einer mehrwöchigen Prednisongabe war der EPF stets im Serum nachzuweisen.

ad c: Therapeutisch aussichtsreich scheint auch die Möglichkeit zu sein, die pathogene Wirkung des EPF im retrobulbären und periocularen Gewebe zu verhindern: wir haben auf S. 49 an zahlreichen Beispielen zeigen können, daß ein EPF im Serum nachweisbar sein kann, ohne daß endokrine Augensymptome manifest sind. Diese Befunde sprechen dafür, daß entweder eine bestimmte EPF-Konzentration des Serums für die Induktion der lokalen mucinösen Ödeme notwendig ist oder daß ein primär gestörter Gewebsstoffwechsel Voraussetzung für die pathogene Aktivität des EPF ist. Nimmt man die ICD-Zunahme der Fische nach Injektion des Patientenserums als Anhalt für die exophthalmogene Aktivität des Serums, so zeigt sich kein Zusammenhang zwischen dem Grad der Ophthalmopathie und der Zunahme der Intercornealdistanz (ICD) (Horster u. Klein, 1964 c). Demnach scheint nicht die EPF-Konzentration der entscheidende Faktor für Manifestation und Schwere einer Ophthalmopathie zu sein. Therapeutisches Interesse verdienen umsomehr die lokalen Stoffwechselstörungen. Sieht man eine Zunahme der Polysaccharide als ersten Schritt der lokalen Myxödembildung an, so müßte die lokale Applikation von depolymerisierenden Enzymen — z. B. Hyaluronidase — empfehlenswert sein. Nur wenige Autoren (Kadin, 1950; Lebersohn, 1950; Laurent u. Scopes, 1955) stellten derartige Therapieversuche an, die deshalb nicht von Erfolg waren, weil nicht alle Mucopolysaccharide empfindlich gegenüber Hyaluronidase sind und weil außerdem die Hyaluronidase nach der Injektion schnell abgebaut wird.

Eine weitere therapeutische Möglichkeit ist die Gabe von *Saluretica*, um der Hydrophilie der Mucopolysaccharide zu begegnen (WERNER, 1961). Diuretica haben aber ausschließlich renale Angriffspunkte und regulieren über eine Hemmung der tubulären Elektrolyt-Rückresorption den extracellulären Wasserhaushalt. Naturgemäß wird „freies Wasser" leichter einer Diurese zugeführt, als die an Mucopolysaccharide gebundene Flüssigkeit. Deshalb sind der Anwendung von Diuretica deutliche Grenzen gesetzt und es gelingt nur bei passageren Lidödemen, vornehmlich mit Metopiron (WERNER, 1960) einen anhaltenden Erfolg zu erzielen.

Auch bei der endokrinen Ophthalmopathie hat eine Therapie mit *Glucocorticoiden* weite Verbreitung gefunden. Aber bereits die ersten Therapeuten berichten über Erfolge (LEDERER u. HAMBRESIN, 1950; CAMPBELL, 1952; INCH u. ROLLAND, 1953; RUBIN u. BILLET, 1954) und Mißerfolge (SALASSA, 1950; OLSON, 1951; DUKE-ELDER, 1951). BRAIN (1955) faßte seine Erfahrungen dahingehend zusammen, daß eine Corticoidtherapie auf Fälle mit Lidödemen beschränkt bleiben sollte und befürchtete (1959) eine Verschlechterung der Protrusio bei Patienten mit Exophthalmus. Dennoch hat sich in den letzten Jahren gerade bei den schwereren Ophthalmopathieformen eine Glucocorticoidtherapie durchgesetzt (BROWN et al., 1963), wobei z. B. THOMAS u. HALES (1963) einer Dauertherapie den Vorzug geben, während LAMBERG (1962) und auch wir eine stoßartige Medikation mit Erfolg anwenden konnten. HOFFENBERG u. JACKSON (1958) sowie HALES u. THOMAS (1962) berichteten ebenfalls über eine Rückbildung von Lidödemen und Exophthalmus unter einer Glucocorticoidapplikation. Diese Erfolge werden vorwiegend auf die entzündungswidrigen und depolymerisierenden Eigenschaften der Cortisonderivate zurückgeführt (DYKE et al., 1959; GABRILOVE et al., 1960). Wir haben bei 90 Pat. mit hyperthyreoter oder euthyreoter endokriner Ophthalmopathie aller Schweregrade immer dann eine Steroidtherapie begonnen, wenn Lidödeme und Augendruck zunahmen. Wir beginnen mit 30 oder 25 mg Prednison/die in der ersten Woche und reduzieren wöchentlich um 5 mg, so daß sich dieser „Prednison-Stoß" über fünf oder sechs Wochen erstreckt. Lidschwellung und Augendruck besserten sich in allen Fällen, bei einigen Patienten schwanden oder minderten sich auch die Doppelbilder. Vor Beginn dieser Medikation ist eine sorgfältige Anamnese (Tbc, Infektanfälligkeit) und der Ausschluß akuter Entzündungen notwendig.

Die retrobulbäre Röntgenbestrahlung hat sich seit etwa 30 Jahren (THOMAS u. WOODS, 1936) als ein zuverlässiges therapeutisches Verfahren bewährt (MEDINE, 1951; JONES, 1951; GEDDA u. LINDGREN, 1954 a u. b; STALLARD, 1955; HORST u. ULLERICH, 1958, 1962; FOSSATI, 1964). Die Erfolge werden auf eine Minderung der mucinösen Verquellung des retrobulbären Gewebes zurückgeführt. Wir haben eine retrobulbäre Röntgenbestrahlung bei 23 Pat. durchführen lassen und konnten in allen Fällen einen Stillstand der bis dahin progredienten Ophthalmopathie, eine Zunahme der Bulbusmotalität und einen Rückgang der Lidödeme beobachten. Wir stellten immer dann die Indikation für eine retrobulbäre Bestrahlung, wenn alle medikamentösen Maßnahmen eine Progredienz des Augenleidens nicht verhindern konnten, d. h. wenn die Protrusio bulbi zunahm, eine Diplopie auffällig wurde oder zuvor nur flüchtige Doppelbilder persistierten. Eine Besserung der oculären Symptome war nicht mit einer Änderung der $PB^{131}I$-Werte und nur in drei Fällen mit einem Verschwinden des EPF aus dem Serum verbunden. Histologische Untersuchungen über Gewebsveränderungen nach einer Retrobulbärbestrahlung sind nicht bekannt geworden. Die Besserung der Augapfelbeweglichkeit spricht gegen eine Gewebsdestruktion und für eine Ödemrückbildung. Ob zugleich — wie bei der hypophysären Röntgenbestrahlung — auch hormonelle Aktivitäten beeinflußt werden, kann mit Sicherheit noch nicht entschieden werden.

ad d: Bei der Therapie der endokrinen Ophthalmopathie wurde auf die *Wirkung der Schilddrüsenhormone* die meiste Aufmerksamkeit gerichtet, da man über eine Substitution oder Regulation der thyreoidalen Hormonsekretion einen *Ausgleich der Stoffwechselstörung* zu erreichen hoffte. Die prophylaktische Gabe von Schilddrüsenhormonen hat sich bewährt, wenn in Verbindung mit einer Therapie mit antithyreoidalen Substanzen (Horster et al., 1965), Schilddrüsenoperation (Bergfelt et al., 1961) oder Radiojodapplikation (Koutras et al., 1965) die Provokation oder Progredienz endokriner Augensymptome verhindert werden sollte. Bei der euthyreoten endokrinen Ophthalmopathie war der Therapie mit Schilddrüsenpräparaten und -hormonen wenig Erfolg beschieden (Mulvany, 1952; Rundle, 1957; Brain, 1959; Schiff, 1962). Dieser Mißerfolg ist dadurch erklärbar, daß entweder die erhoffte Depression der hypophysären Aktivität nicht erfolgt oder auf die *thyreotrope* hypophysäre Aktivität beschränkt bleibt (Kumaoka, 1960). Wir konnten bei 23 Pat., die wir mit Gland. thyr. sicc. oder L-Trijodthyronin mehrere Monate lang behandelt hatten, den klinischen Befund und einige Stoffwechselparameter überprüfen (Tab. 13) und nur bei 8 Pat. eine deutliche Besserung der Augensymptome feststellen.

Die zuverlässigsten Behandlungserfolge erreichten wir durch eine mehrmonatige Gabe von D-*Thyroxin* (Dethyrona) (Horster u. Klein, 1965 b). Tabelle 14 zeigt, daß 26 Pat. mit D-Thyroxin und drei mit D-Trijodthyronin (Dextronin) behandelt und nachuntersucht wurden. Bei 25 Pat. konnte eine Besserung oder ein Verschwinden der Ophthalmopathie objektiviert werden, bei 2 Pat. blieben die Augensymptome unverändert, bei einem verschlechterten sie sich und gaben Anlaß zu einer retrobulbären Röntgenbestrahlung. Bei einer jugendlichen Patientin rezidivierte unter der Medikation mit D-Thyroxin eine zwei Jahre zuvor konservativ behandelte Hyperthyreose. In allen Fällen, die mit D-Thyroxin behandelt wurden, ver-

Tabelle 13. *Endokrine Augensymptome, EPF und $PB^{131}I$ vor und nach Therapie mit Gl. Thyr. sicc. und Trijodthyronin*

Nr.	Name	Alter	Sex.	Pathogenese	$PB^{127}I$	$PB^{131}I$	Grad der e. O. Hertel re.	li.	Grad	Therapie, Art und Dauer	bei Medikationsende EPF	$PB^{131}I$	Hertel re.	li.	Bemerkungen
1	B. S.	56	w.	post op.	6,0	0,28	16	17	I	Gl. thyr. sicc. 0,1 6 Mon.	∅	0,44	16	17	unverändert später D-Tx
2	B. A.	33	m.	spontan re.	6,4	0,40	20	16	II	Gl. thyr. sicc. 0,1 4 Mon.	+	0,48	19	16	unverändert später Rö.
3	C. MJ.	8	m.	nach AS	7,9	7,90	24	23	III	Gl. thyr. sicc. 0,1 u. L-Trijod-thyr. 20 γ 5 Mon.	+	—	22	22	noch Plegie Ex. Ödeme
4	D. M.	52	w.	Menopause	6,3	1,88	19	19	I	Gl. thyr. sicc. 0,1 6 Mon.	+	2,13	22	22	verschlechtert
5	D. K.	51	w.	Menopause	7,1	2,10	19	18	I	Gl. thyr. sicc. 0,1 6 Mon.	+	—	18	17	noch Lidödeme Prednison
6	D. R.	28	w.	post. op.	5,2	2,12	20	18	II	L-Trijodthyr. $3\times20\,\gamma$ 9 Mon.	+	0,58	21	21	verschlechtert später D-Tx
7	F. P.	14	w.	Pubertät	6,6	2,24	17	17	I	Gl. thyr. sicc. 0,05 6 Mon.	+	—	17	16	geheilt
8	G. G.	32	w.	nach AS	5,9	0,58	18	16	I	Gl. thyr. sicc. 0,1 6 Mon.	+	0,60	18	16	unverändert
9	H. J.	32	m.	post op.	6,1	0,39	18	22	II	L-Trijodthyr. $3\times20\,\gamma$ 2 Jhr.	+	—	18	21	unverändert später Rö.
10	K. F.	60	m.	spontan li.	6,8	1,13	25	28	III	L-Trijodthyr. $3\times20\,\gamma$ 6 Mon.	+	2,20	26	28	verschlechtert Rö., D-Tx.
11	K. I.	31	w.	spontan	6,0	0,77	25	25	III	Gl. thyr. sicc. 0,1 6 Mon.	+	2,03	25	26	verschlechtert Rö., D-Tx.

Tabelle 13 (Fortsetzung)

Nr.	Name	Alter	Sex.	Pathogenese	$PB^{127}I$	$PB^{131}I$	Grad der e. O. Hertel re.	li.	Grad	Therapie, Art und Dauer	bei Medikationsende EPF	$PB^{131}I$	Hertel re.	li.	Bemerkungen
12	K. H.	30	m.	spontan li.	5,9	1,96	16	19	I	L-Trijodthyr. 3×20 γ 6 Mon.	+	—	17	19	unverändert
13	N. U.	40	w.	post op.	6,4	0,48	17	17	I	L-Trijodthyr. 3×20 γ 6 Mon.	∅	0,78	16	16	geheilt
14	O. Ch.	50	w.	Menopause	7,5	0,18	16	19	II	Gl. thyr. sicc. 0,1 6 Mon.	+	0,34	16	18	unverändert später D-Tx
15	P. E.	52	w.	Menopause	6,1	0,90	17	21	II	L-Trijodthyr. 3×20 γ 6 Mon.	+	0,41	17	18	gebessert
16	S. H.	58	m.	nach AS	6,8	1,50	21	21	II	Gl. thyr. sicc. 0,1 6 Mon.	+	2,15	21	21	unverändert
17	S. H.	39	w.	post op.	6,1	0,18	17	17	I	Gl. thyr. sicc. 0,1 4 Mon.	∅	—	17	17	geheilt
18	S. G.	42	w.	post op.	6,1	1,16	16	18	I	Gl. thyr. sicc. 0,1 6 Mon.	+	1,60	16	17	gebessert später D-Tx
19	S. G.	36	w.	spontan re.	5,7	0,47	20	17	I	Gl. thyr. sicc. 0,1 5 Mon.	+	0,56	17	17	geheilt
20	St. E.	40	w.	post partum	7,8	0,84	17	16	I	Gl. thyr. sicc. 0,1 3 Mon.	∅	—	17	16	geheilt
21	T. A.	35	w.	nach AS	8,0	1,30	16	16	I	Gl. thyr. sicc. 0,1 4 Mon.	∅	—	16	16	geheilt
22	U. R.	34	w.	spontan li.	6,8	1,76	17	21	II	Gl. thyr. sicc. 0,1 6 Mon.	∅	0,13	17	23	verschlechtert später D-Tx
23	W. H.	29	m.	nach AS	5,9	1,74	18	18	I	L-Trijodthyr. 3×20 γ 6 Mon.	+	2,00	18	18	gebessert später D-Tx

schwand der EPF aus dem Serum und besserten oder normalisierten sich die $PB^{131}I$-Werte. GREENE u. FARRAN (1958) berichteten als erste über günstige Erfolge bei der Hyperthyreosetherapie, wenn zugleich D-Thyroxin appliziert wurde. ALEXANDER et al. (1961) konnten diese günstigen Hormonwirkungen nicht bestätigen. SKOM et al. (1961) führten eine mehrmonatige D-Thyroxin-Therapie bei verschiedenen Patientengruppen durch und empfehlen die Anwendung dieses Hormons bei der Ophthalmopathie nach Eintritt der Euthyreose. Der Mucopolysaccharidstoffwechsel scheint zwar gegenüber L- und D-Thyroxin in gleicher Weise zu reagieren (THORSOE, 1962), aber die allgemeine metabolische Wirkung des D-Thyroxin ist bedeutend geringer als die des L-Isomeren (STARR, 1961), obgleich D-Thyrocin schneller dejodiert wird (DUNNE u. TAPLEY, 1960; FLOCK et al., 1963; PAVONI et al., 1964). Auch mit D-Thyroxin gelingt eine vollständige Substitution der Hypothyreose (BANSI, 1962; BEST u. DUNCAN, 1962; SCHLEUSENER, 1963; SCHNEEBERG, 1964) und eine zuverlässige Depression eines überhöhten Cholesterinspiegels (OLIVER u. BOYD, 1961; SCHNEEBERG et al., 1962; BERNHEIM et al., 1963; HOEFLMAYR, 1964). Differente Wirkungen der L- und D-Analoge des Thyroxins betreffen auch den Catecholaminstoffwechsel (STARR et al., 1964), aber nicht die hypothalamischen neurosekretorischen Funktionen bei Ratten (TALANTI, 1964). Bemerkenswert ist, daß nur L-Thyroxin und L-Trijodthyronin, aber nicht deren Analoge oder Metaboliten das Wachstum des transplantablen hypophysären Mäusetumors hemmen können (KUMAOKA et al., 1960). Wenn diese Befunde auch nur beschränkte Rückschlüsse auf die Wirkungen des D-Thyroxins bei der Ophthalmopathiebehandlung zulassen, so kann doch postuliert werden, daß D-Thyroxin die hypophysäre Fehlinkretion des EPF zu hemmen und die intrathyreoidale Stoffwechselstörung zu regulieren vermag. Die eigenen experimentellen und therapeutischen Erfahrungen bei der Anwendung von D-Thyroxin erstrecken sich erst über annähernd drei Jahre, so daß wir mit VAIL (1961) der Ansicht sind, daß ein endgültiges Urteil über die Therapie mit D-Thyroxin noch nicht erlaubt ist.

Im Zusammenhang mit der Frage, welche Möglichkeiten für die Regulierung der thyreoidalen Stoffwechselstörung gegeben sind, soll der Standpunkt von CATZ u. PERZIK (1965) nicht unerwähnt bleiben: nach ihrer Meinung ist die Manifestation endokriner Augensymptome Ausdruck einer fehlerhaften thyreoidalen Aktivität; die Schilddrüse sezerniere eine als Antigen wirkende Jodverbindung, die eine Antikörperbildung anregt. Der Long-Acting Thyroid-Stimulator (LATS) ist ein derartiger Antikörper. Endokrine Augensymptome sind Folgen einer Antigen-Antikörperreaktion. CATZ u. PERZIK (1965) führen in Konsequenz dieser Überlegungen bei allen Patienten, die an einer Ophthalmopathie leiden, eine *totale Schilddrüsenentfernung* durch, falls der LATS im Serum nachzuweisen ist. Dagegen haben MCGILL u. ASPER (1962) mit drei differenten Methoden zeigen kön-

Tabelle 14. *Endokrine Augensymptome, EPF und $PB^{131}I$ vor und nach Therapie mit D-Thyroxin und D-Trijodthyronin*

Nr.	Name	Alter	Sex.	Pathogenese	$PB^{127}I$	$PB^{131}I$	Grad der e.O. Hertel re.	li.	Grad	Therapie, Art und Dauer	bei Medikationsende EPF	$PB^{131}I$	Hertel re.	li.	Bemerkungen
1	A. R.	28	w.	nach AS	6,4	3,40	12	13	I	D-Thyroxin 2 mg 4 Mon.	∅	—	12	13	geheilt
2	A. R.	50	w.	nach AS	7,0	1,17	18	19	I	D-Thyroxin 2 mg 9 Mon.	∅	0,18	15	16	geheilt
3	D. E.	27	w.	post abortum	5,9	0,60	17	16	I	D-Trijodthyr. 2 mg 3 Mon.	+	0,19	17	16	geheilt
4	D. R.	32	w.	spontan re.	7,8	0,18	17	17	I	D-Thyroxin 2 mg 5 Mon.	∅	0,16	17	17	geheilt
5	F. O.	41	w.	post op.	4,3	0,40	18	19	I	D-Thyroxin 2 mg 5 Mon.	∅	0,08	16	17	gebessert noch Lidödeme
6	G. E.	37	w.	post AS	6,3	0,16	23	25	II	D-Thyroxin 2 mg 5 Mon.	∅	0,13	19	21	gebessert noch Lidödeme
7	H. M.	43	w.	Menopause	6,3	0,32	13	13	I	D-Thyroxin 2 mg 3 Mon.	∅	0,23	13	13	geheilt
8	H. J.	49	w.	post ^{131}J	6,8	1,44	20	19	II	D-Thyroxin 2 mg 7 Mon.	∅	0,04	14	13	Exophthalmus verschwunden, noch Lidödeme
9	H. E.	64	w.	spontan li.	5,3	2,96	16	20	II	D-Thyroxin 2 mg 9 Mon.	∅	0,30	16	17	noch Abducens-parese
10	H. R.	21	w.	post op.	4,9	1,69	21	21	II	D-Thyroxin 2 mg 4 Mon.	∅	0,16	19	18	keine Plegie mehr
11	H. B.	49	w.	Menopause	6,0	0,64	19	20	II	D-Thyroxin 2 mg 8 Mon.	∅	0,09	13	15	beschwerdefrei
12	H. L.	40	w.	spontan re.	7,4	0,38	18	16	I	D-Thyroxin 2 mg 4 Mon.	∅	0,04	16	16	beschwerdefrei
13	K. A.	41	w.	post partum	6,5	0,52	17	15	II	D-Thyroxin 2 mg 7 Mon.	∅	0,23	15	14	keine Plegie mehr
14	L. H.	51	w.	Menopause	7,1	3,30	18	15	II	D-Thyroxin 2 mg 5 Mon.	∅	0,37	16	15	keine Plegie mehr

Tabelle 14 (Fortsetzung)

Nr.	Name	Alter	Sex.	Pathogenese	$PB^{127}I$	$PB^{131}I$	Grad der e.O. Hertel re.	li.	Grad	Therapie, Art und Dauer	bei Medikationsende EPF	$PB^{131}I$	Hertel re.	li.	Bemerkungen
15	L. P.	56	w.	nach AS	7,4	0,36	18	15	I	D-Thyroxin 2 mg 13 Mon.	∅	0,11	17	15	Ödeme weg
16	M. Th.	47	w.	Menopause	6,0	0,66	12	14	I	D-Thyroxin 2 mg 5 Mon.	∅	0,30	11	13	Ödeme gebessert
17	M. W.	27	w.	post Infekt	6,9	1,48	19	21	II	D-Thyroxin 2 mg 5 Mon.	∅	0,38	19	19	Plegie gebessert, noch Ödeme
18	N. W.	35	w.	post AS	6,1	1,60	17	18	I	D-Thyroxin 2 mg 5 Mon.	∅	0,25	17	18	ohne Beschwerden
19	P. Ch.	41	w.	post AS	6,3	2,36	16	16	I	D-Trijodthyr. 2 mg 3 Mon.	+	0,28	16	16	Ödeme besser später D-Tx
20	P. P.	73	m.	spontan re.	6,0	0,62	17	13	III	D-Thyroxin 2 mg 9 Mon.	∅	0,26	14	13	noch Abducens-parese, Rö.
21	P. M.	40	w.	post AS	7,3	1,20	19	19	II	D-Thyroxin 2 mg 6 Mon.	∅	0,34	17	17	Ex. besser noch Ödeme
22	R. M.	36	w.	post AS	8,1	2,48	17	14	II	D-Thyroxin 2 mg 9 Mon.	∅	0,40	17	15	Plegie besser noch Ödeme
23	S. W.	21	w.	Rest-e. O.	7,2	1,20	19	20	II	D-Thyroxin 2 mg 13 Mon.	∅	0,39	19	20	ungebessert später?
24	S. M.	49	w.	post AS	6,4	3,46	22	21	III	D-Thyroxin 2 mg 7 Mon.	∅	0,61	18	17	Plegie besser, noch Ex.
25	S. R.	22	w.	post abortum	5,9	0,61	14	17	I	D-Thyroxin 2 mg 5 Mon.	∅	0,66	14	15	Ex. besser
26	W. ML.	17	w.	Rest-e. O.	6,3	2,44	19	16	II	D-Thyroxin 2 mg 5 Mon.	∅	3,04	20	16	Hyperthyreose-rezidiv!
27	W. G.	32	m.	Stress	6,5	2,56	22	21	II	D-Trijodthyr. 2 mg 8 Mon.	+	0,22	20	20	gebessert später Rö.
28	W. J.	39	w.	post AS	7,2	1,42	19	19	I	D-Thyroxin 2 mg 12 Mon.	∅	0,36	16	16	beschwerdefrei
29	W. K.	35	w.	spontan re.	6,0	0,88	18	14	II	D-Thyroxin 2 mg 20 Mon.	∅	0,18	16	14	Plegie besser noch Ex. re.

nen, daß sich weder im retrobulbären Gewebe noch in den extraoculären Muskeln in vivo Antikörper bei Patienten nachweisen lassen, die an einer endokrinen Ophthalmopathie erkrankten.

Glucocorticoide können nicht nur die regionären Augensymptome, sondern auch die Schilddrüsenfunktion beeinflussen. Bei gesunden Kontrollen wird die Radiojodaufnahme der Schilddrüse und der Hormonjodspiegel des Blutes durch Cortison und seine Derivate signifikant deprimiert (HARDY et al., 1950; FREDRICKSON et al., 1952; ALBERT et al., 1952). Grundumsatz und Cholesterinspiegel bleiben unverändert (KUHL u. ZIFF, 1952). Wir beobachteten bei 2 Pat. mit endokriner Ophthalmopathie während einer hochdosierten Prednisonmedikation eine echte Suppression der Jodid- und Hormonphase im Zweiphasenstudium mit Radiojod.

Therapeutische Konsequenzen scheint auch der vielseitige Zusammenhang zwischen Schilddrüsen- und Ovarialfunktion zu fordern. Schon 1942 berichteten OBERDISSE u. LEU über eine günstige Beeinflussung der Grundumsatzwerte durch Oestrogen vor allem bei Frauen, die an einer postklimakterischen Hyperthyreose litten. Andererseits hatte eine Dauermedikation mit Schilddrüsenhormonen bei 85% aller Patientinnen mit funktionellen Uterusblutungen gute Erfolge (MULVANY, 1952). SAVIN (1943) kommentierte die Tatsache, daß Frauen vorwiegend im vierten und fünften Lebensjahrzehnt an einer endokrinen Ophthalmopathie leiden, mit der Feststellung, daß dies die Jahre „of maximum disillusionment“ seien und fügt an, daß sich ein Exophthalmus während der Menstruation zu verstärken pflegt. GASSNER et al. (1947) konnten durch Oestrogengaben nur den thyreotropen, nicht den exophthalmogenen Effekt von TSH einschränken, während SMELSER u. OZANICS (1951) durch Oestradiolinjektionen die Entwicklung eines experimentellen Exophthalmus hemmten. Wir erwähnten bereits den günstigen Einfluß einer Schwangerschaft auf die Ophthalmopathie bei drei Patientinnen; eine ähnliche Beobachtung teilten auch GIVNER et al. (1947) mit. Die therapeutische Gabe von Oestrogenen schien ebenfalls in mehreren Fällen eine endokrine Ophthalmopathie gebessert zu haben (LEDERER, 1948; PAUFIQUE et al., 1950; OKIE et al., 1952), ohne daß sich diese Zusatztherapie weiter verbreitet hat. YAMAZAKI u. NOGUCHI (1961) empfehlen eine Oestrogenmedikation, um die nach einer Schilddrüsenoperation zu beobachtende Aggravation der Hyperthyreosesymptome zu vermeiden. Diese Oestrogenwirkung dürfte auf einer veränderten Bindungskapazität der Serumproteine für Schilddrüsenhormone beruhen (FLORSHEIM u. FAIRCLOTH, 1964).

Abschließend kann gesagt werden, daß die hormonelle therapeutische Beeinflussung der Schilddrüsen- und Hypophysenfunktion vor allem deshalb auf Schwierigkeiten stößt, weil weder die hormonelle Leistung der Hypophyse quantitativ noch die der Schilddrüse qualitativ genügend differenziert werden kann.

Indikation und Problematik der neurochirurgischen Maßnahmen (Operation nach KRÖHNLEIN oder NAFFZIGER) und die vielfachen therapeutischen und kosmetischen Möglichkeiten, die dem Ophthalmologen bei der Behandlung einer endokrin nicht mehr aktiven Ophthalmopathie zur Verfügung stehen, sollen an dieser Stelle nicht erörtert werden. Genaue Angaben finden sich bei NAFFZIGER (1948), POPPEN (1950), CRAIG u. DODGE (1952), LYLE (1960), BARTELS u. IRIE (1961).

Als nützlich haben sich einige unspezifische Maßnahmen erwiesen, wie die Hochlagerung des Kopfes während des Schlafes, das Tragen einer mit seitlichen Schutzklappen versehenen dunklen Brille und eine milde Dauersedierung. Reserpin scheint neben einer zentralsedierenden Wirkung als Antisympathicotonicum auch auf die sympathicotonen Augensymptome einen günstigen Einfluß auszuüben.

Als *Zusammenfassung* dieser der Therapie der endokrinen Ophthalmopathie gewidmeten Betrachtungen sollen

Ad 3:

die Kriterien erwähnt werden, die eine Auswahl der Therapieform und eine Beurteilung des Therapieerfolges erleichtern. Die *hyperthyreote endokrine Ophthalmopathie* bedarf einer stetigen Remission durch Radiojodtherapie oder antithyreoidale Medikamente in Verbindung mit Schilddrüsenhormon-Gaben. Dennoch ist bei etwa einem Drittel der Patienten, die an einer hyperthyreoten endokrinen Ophthalmopathie leiden, mit einem Fortbestehen der Augensymptome über den Eintritt der Euthyreose hinaus zu rechnen. Diese post-hyperthyreotischen wie auch die primär *euthyreoten endokrinen Ophthalmopathien* behandeln wir nach zwei Gesichtspunkten: dem Schweregrad und der endokrinen Aktivität. Der Schweregrad wird gemäß klinischen Kriterien differenziert: An- oder Abwesenheit von Lidödemen, Exophthalmus, flüchtigen oder permanenten Augenmuskellähmungen, conjunctivalen oder cornealen Infiltrationen. Über die hormonelle Aktivität geben Anamnese und Bestimmung des EPF im Serum Aufschluß: der EPF ist bei allen Verlaufsformen nur in den ersten 18 Monaten nach Ausbruch der endokrinen Störung im Serum zuverlässig nachzuweisen, so daß diese Zeitspanne für die Anwendung konservativer therapeutischer Maßnahmen am günstigsten zu sein scheint. Läßt die Anamnese eine Progredienz des Leidens erkennen, so empfiehlt sich bei einer euthyreoten (!) endokrinen Ophthalmopathie folgender Therapieplan:

1. Ein sog. „Prednisonstoß“:

Beginnend mit 30 mg Prednison/die in der ersten Woche wird die Dosis wöchentlich um 5 mg reduziert, d. h. 25 mg/die in der zweiten Woche, 20 mg/die in der dritten Wochen etc., bis in der sechsten Woche die kleinste Dosis von 5 mg/die erreicht ist. Dieser Prednisonstoß sollte mit der Gabe eines Antibioticums verbunden werden, wenn eine Infektanfälligkeit des Patienten bekannt ist.

2. Eine retrobulbäre Röntgenbestrahlung:

In etwa zweitägigen Abständen wird der Retrobulbärraum jedes Auges mit 100 r „durchflutet" bis zu einer Gesamtherddosis von etwa 850 r. Eine Bestrahlungsserie erfordert demnach für jedes Auge 5 Sitzungen: 5mal 100 r Oberflächendosis = 850 r Herddosis; eine Bestrahlung beider Augen nimmt etwa vier Wochen in Anspruch und wird ambulant durchgeführt. Der Erfolg einer retrobulbären Röntgenbestrahlung wird besonders deutlich, wenn sich die Bestrahlung einem Prednisonstoß anschließt; in diesem Fall kann die tägliche Applikation von 5 mg Prednison über den Zeitraum der Bestrahlung weiter geführt werden, um die Erscheinungen eines „Strahlenkaters" zu mindern: Schwindelgefühl, Stirnkopfschmerzen, vermehrter Tränenfluß und Schlafstörungen. Prednisonstoß und Retrobulbärbestrahlung können in vier- bis sechsmonatigen Abständen wiederholt werden. In der Zwischenzeit empfehlen wir

3. eine Medikation mit D-Thyroxin (Dethyrona):

2 mg/die als Anfangsdosis. Einige Wochen nach Beginn der Therapie mit D-Thyroxin wiederholen wir den Radiojodtest: zeichnet sich eine Depression der $PB^{131}I$-Werte ab, wird die tägliche Dosis von 2 mg nicht geändert; sind die $PB^{131}I$-Werte gegenüber der Erstuntersuchung unverändert, wird die Dosis auf zweimal 2 mg/die gesteigert. Neben der Messung des $PB^{131}I$ ist die Bestimmung des EPF im Serum die zweite Möglichkeit, den therapeutischen Effekt einer Behandlung zu objektivieren. Wenn bei alternierender Anwendung der drei geschilderten Therapieverfahren der EPF im Serum nicht mehr nachweisbar ist, darf angenommen werden, daß die aktive hormonelle Phase des Augenleidens überwunden wurde. Andererseits sind dann noch vorhandene Augensymptome mit den angeführten Standardmethoden kaum noch günstig zu beeinflussen. Es müßte dann eine operative Korrektur der Augenmuskellähmung oder der Lidveränderungen erwogen werden. Derartige Maßnahmen wie auch eine Entlastungsoperation nach KRÖHNLEIN oder NAFFZIGER war bei keinem unserer Patienten erforderlich, seitdem wir die oben angeführten Therapieverfahren durchführen.

Leichtere Formen der endokrinen Ophthalmopathie, die durch eine Unbeständigkeit der Lidödeme, einen mäßigen Exophthalmus wechselnder Intensität und flüchtige Doppelbilder gekennzeichnet sind, bedürfen — eine Euthyreose vorausgesetzt — ebenfalls einer Dauermedikation mit D-Thyroxin und eines Prednisonstoßes. Bei diesen Patienten und bei jenen, die nur über ein Druckgefühl hinter den Augen und einen „starren Blick" klagen, hat sich auch die fortlaufende Gabe eines Reserpinpräparates bewährt; etwa 3mal 0,25 Serpasil/die über drei Monate. Bei Patienten, die zur Hypotonie, neigen, muß vorsichtiger dosiert oder von einer Reserpingabe Abstand genommen werden.

Unabhängig davon, welche therapeutischen Maßnahmen ergriffen werden, darf nicht versäumt werden, den Patienten auf die Notwendigkeit einer konsequenten Kooperation bei einer langwierigen Therapie aufmerksam zu machen. Wir pflegen darauf hinzuweisen, daß man erst nach zweijähriger Therapie mit definitiven Ergebnissen rechnen kann.

Liegt der Beginn des Augenleidens schon länger als zwei Jahre zurück, und fällt der Nachweis eines EPF im Serum schon vor Beginn der Therapie negativ aus, dürfen an die von uns geübten Therapieverfahren kaum noch Erwartungen geknüpft werden. Ein Therapieversuch sollte dennoch unternommen werden, da unsere therapeutischen Bemühungen weniger naturwissenschaftliche Erkenntnisse sondern vorwiegend Hypothesen und Erfahrungen zur Grundlage haben. Diese Hypothesen und die abgeleiteten Therapieverfahren werden gewiß nicht allen individuellen Varianten des endokrinen Augenleidens gerecht.

IV. Zusammenfassung

A. Im experimentellen Teil dieser Arbeit werden die Bestimmungsmethoden für das thyreotrope Hormon (TSH), den Long-acting Thyroid Stimulator (LATS) und den Exophthalmus produzierenden Faktor (EPF) erläutert. Die bisher üblichen biologischen Methoden konnten verbessert und klinischen Bedürfnissen angepaßt werden. Die Tierexperimente zeigten, daß vor allem das thyreotrope Hormon und die Schilddrüsenhormone, zu einem geringeren Teil auch andere Hypophysenhormone auf die Entwicklung eines experimentellen Exophthalmus einen Einfluß nehmen können. Die tierexperimentellen Untersuchungen lassen annehmen, daß TSH, LATS und EPF biologisch differente Substanzen sind.

B. Im klinischen Teil dieser Arbeit wird zunächst auf die Notwendigkeit hingewiesen, nicht-endokrine und endokrine Augensymptome zu unterscheiden. Als Kardinalsymptome einer endokrinen Ophthalmopathie werden Lidödeme, Exophthalmus und Augenmuskellähmungen in drei Schweregrade eingeteilt. Diese Symptome sind meist mit einer Schilddrüsenüberfunktion verbunden. Diagnostische Schwierigkeiten ergeben sich dann, wenn die Augensymptome erst nach dem Abklingen einer Hyperthyreose manifest werden oder wenn jegliche klinische Hinweise auf eine Schilddrüsenfunktionsstörung fehlen. Ein für eine endokrine Ophthalmopathie pathognomonisches Symptom gibt es nicht. Unsere Untersuchungen zeigen, daß die endokrine Genese eines Augenleidens durch folgende Untersuchungen belegt werden kann:

1. durch eine Bestimmung des eiweißgebundenen radioaktiven Hormonjods im Serum ($PB^{131}I$), das über die Norm erhöht ist,

2. durch einen Suppressionstest: die mehrtägige Applikation von getrockneter Schilddrüse oder L-Trijodthyronin suprimiert weder die Jodid- noch die Hormonphase im Zweiphasenstudium mit ^{131}J,

3. durch die Bestimmung des Exophthalmus produzierenden Faktors (EPF) im Serum, der im hormonell aktiven Stadium des Augenleidens bei allen Patienten nachzuweisen ist.

Eine Kombination dieser drei Untersuchungsverfahren schließt nach unseren Erfahrungen eine Fehldiagnose aus.

C. Die angeführten Methoden erlauben eine zuverlässige Diagnose und tragen auch zur Klärung der Pathogenese des endokrinen Augenleidens bei. Im Zusammenhang mit sorgfältigen anamnestischen Erhebungen führte die gemeinsame Bestimmung von TSH, LATS und EPF im Serum bei Gesunden, bei hyperthyreoten und euthyreoten endokrinen Ophthalmopathien und bei anderen endokrinen Störungen zu folgenden Ergebnissen:

1. Der Nachweis eines EPF im Serum ist nicht abhängig von der aktuellen Schilddrüsenfunktion und nicht mit einer bestimmten Thyreotropinkonzentration des Serums verbunden.

2. Der EPF kann im Serum nachzuweisen sein, ohne daß endokrine Augensymptome manifest sind; bei diesen Patienten liegen andere endokrine Störungen vor.

3. Eine endokrine Ophthalmopathie manifestiert sich bevorzugt dann, wenn das endokrine Gleichgewicht gestört ist: bei einer krankhaften hypophysären Überfunktion (Akromegalie, Cushing-Syndrom, Hypogonadismus) oder einer reaktiven hypophysären Überfunktion, die z. B. durch eine Hyperthyreose, Hyperthyreosetherapie, Schilddrüsenoperation, Ovarektomie oder Menopause provoziert werden kann.

Literatur

ADAMS, D. D.: The presence of an abnormal thyroid-stimulating hormone in the serum of some thyrotropic patients. J. clin. Endocr. **18,** 699 (1958).
— A comparison of the rates at which thyrotrophin and the human abnormal thyroid stimulator disappear from the circulating blood of the rat. Endocrinology **66,** 658 (1960).
— Bioassay of Long-Acting Thyroid Stimulator (LATS): The dose-response relationship. J. clin. Endocr. **21,** 799 (1961).
—, and H. D. PURVES: Thyrotropin assay by plasma I^{131} measurements. Canad. J. Biochem. Physiol. **35,** 993 (1957).
AIRD, R. B.: Experimental exophthalmos and associated myopathy induced by the thyrotropic extract. Arch. Ophthal. **24,** 1167 (1940).
— Experimental exophthalmus and associated myopathy induced by the thyrotropic hormone. Ann. int. Med. **15,** 564 (1941).
ALBEAUX-FERNET, M., J. GUIOT, S. BRAUN, and J. D. ROMANI: Results of surgical hypophysectomy in a case of malignant edematous exophthalmos. J. clin. Endocr. **15,** 1239 (1955).
—, J. CHABOT et J. D. ROMANI: Exophthalmie oedémateuse traitée par hypophysectomie chirurgicale. Suite de l-observation avec un recul de 9 ans. Ann. Endocr. (Paris) **25,** 33 (1964).
ALBERT, A.: The experimental production of exophthalmos in Fundulus by means of anterior pituitary extracts. Endocrinology **37,** 389 (1945).
—, A. DENNEY, and E. FORD: The effect of cortisone and corticotropin on the biologic decay of thyroidal radioiodine. Endocrinology **50,** 324 (1952).
ALEXANDER, W. D., D. A. KOUTRAS, W. W. BUCHANAN, and J. CROOKS: Effect of d-thyroxine on thyrotoxicosis and on the associated exophthalmos. Brit. med. J. **1,** 1194 (1961).
D'ANGELO, S. A.: Dynamics of thyrotropin secretion and rebound phenomenon in the rat adenohypophysis. In: S. C. WERNER: Thyrotropin. Springfield: Charles C. Thomas 1963.
—, and A. S. GORDON: The simultaneous detection of thyroid and thyrotrophic hormone in vertebrate sera. Endocrinology **46,** 39 (1950).
ARANOW, H., and R. M. DAY: Management of thyrotoxicosis in patients with ophthalmopathy: Antithyroid regimen determined primarily by ocular manifestation. J. clin. Endocr. **25,** 1 (1965).
ASBOE-HANSEN, G.: Endocrine control of connective tissue. Amer. J. Med. **26,** 470 (1959).
—, and K. IVERSEN: Influence of thyrotropic hormone on connective tissue. Pathogenetic significance of mucopolysaccharides in experimental exophthalmos. Acta endocr. **8,** 80 (1951).
— —, and R. WICHMAN: Malignant exophthalmos. Acta endocr. **11,** 376 (1952).
—, and O. WEGELIUS: On the pathogenesis of circumscribed myxoedema. Acta endocr. **33,** 287 (1960).

ATERMAN, K.: Exophthalmos: its relation to adrenocortical function. Acta endocr. Suppl. 20 (1954).

BABIKIAN, L. V.: Effect of hydrocortisone on thyroid structure in albino mice. Nature **201**, 83 (1964).

BAIRD, C., E. A. SELLERS, and J. K. W. FERGUSON: Exophthalmos in rats and guinea pigs after prolonged administration of propylthiouracil. Rev. canad. Biol. **9**, 62 (1950).

BAKKE, J. L.: The distribution and metabolic fate of thyrotropin. In: S. C. WERNER: Thyrotropin. Springfield: Charles C. Thomas 1963.

— Assay of human thyroid-stimulating hormone by 18 different assay laboratories using 12 different methods. J. clin. Endocr. **25**, 545 (1965).

—, N. LAWRENCE, F. ARNETT, and W. MCFADDEN: Fractionation of exogenous and endogenous thyroid-stimulating hormone from human and rat plasma and tissue. J. clin. Endocr. **21**, 10 (1961).

BANSI, H. W.: Schilddrüsenhormonanaloge und -metaboliten und ihre klinische Bedeutung. In: OBERDISSE und KLEIN: Fortschritte der Schilddrüsenforschung. Stuttgart: G. Thieme 1962.

BARKER, L. F., and F. M. HANES: Exophthalmos and other eye signs in chronic nephritis. Trans. Ass. Amer. Phys. **24**, 146 (1909).

BARTELS, E. C., and M. IRIE: Thyroid function in patients with progressive exophthalmos: study of 117 cases requiring orbital decompression. Advances in Thyroid Research. New York, Oxford, London, Paris: Pergamon Press 1961, S. 163.

v. BASEDOW, C. A.: Exophthalmus durch Hypertrophie des Zellgewebes in der Augenhöhle. Wschr. f. d. ges. Heilk. **14**, 197 (1840).

BATES, R. W., A. ALBERT, and P. G. CONDLIFFE: Absence of an exophthalmogenic substance in transplantable thyrotrophin producing tumors of the pituitary of mice. Endocrinology **65**, 860 (1959).

—, and J. CORNFIELD: An improved assay method for thyrotropin using depletion of I^{131} from the thyroid of day-old chicks. Endocrinology **60**, 225 (1957).

—, M. M. GARRISON, and T. B. HOWARD: Extraction of thyrotrophin from pituitary glands, mouse pituitary tumours, and blood plasma by percolation. Endocrinology **65**, 7 (1959).

BECKER, D. V.: The effects of hypophysectomy on certain parameters of thyroid function in two patients with Graves' disease. J. clin. Endocr. **19**, 840 (1959).

—, and E. D. FURTH: Total surgical hypophysectomy in nine patients with Graves' disease: evidence for the extra pituitary maintenance of this disorder. V. Int. Thyroid Conference Rome 1965, Abstract 124.

— —, E. NUNEZ, M. HORWITH, P. E. STOKES, M. BERMAN, and R. BRONSON: A detailed study of persistent thyroid function following total hypophysectomy in patients with Graves' disease. In: Advances in Thyroid Research. New York, Oxford, London, Paris: Pergamon Press 1961, p. 87.

BEIERWALTES, W. H.: Irradiation of the pituitary in the treatment of malignant exophthalmos. J. clin. Endocr. **11**, 512 (1951).

— X-ray treatment of malignant exophthalmos: a report on 28 patients. J. clin. Endocr. **13**, 1090 (1953).

— Clinical correlation of pretibial myxedema with malignant exophthalmos. Ann. int. Med. **40**, 968 (1954).

BERGFELT, G., J.-G. LJUNGGREN, and K. HEDBERG: Preoperative treatment of thyroxicosis with antithyroid drugs and thyroxine. J. clin. Endocr. **21**, 72 (1961).

BERNARD, C.: Sur les effets de la section de la portion céphalique du grand sympathique. C. R. Soc. biol. **4**, 168 (1852).

Bernheim, C., G. Forster, E. Lüth u. F. v. Planta: Die Behandlung von Hypercholesterinämie, Hyperlipämie und tuberöser Xanthomatosis mit D-Thyroxin. Schweiz. med. Wschr. **93**, 238 (1963).

Best, M. M., and C. H. Duncan: Metabolic activity of the D-isomers of thyroxine and tri-iodothyronine. New Engl. J. Med. **267**, 475 (1962).

Blaeser, W.: Vorkommen und Bedeutung des Exophthalmus produzierenden Faktors (EPF) bei der endokrinen Ophthalmopathie. Dissertation Med. Akademie, Düsseldorf 1964.

Blahut, D. J., W. H. Beierwaltes, and I. Lame: Exophthalmos response during roentgen therapy. Amer. J. Roentgenol. **90**, 261 (1963).

Börner, R.: Experimentelle Beiträge zur Frage des endokrinen Exophthalmus. Ber. dtsch. ophthal. Ges. 255 (1956).

Bollett, A. J., R. F. Knopp, and W. H. Beierwaltes: Extraocular muscle, skeletal muscle and thyroid gland mucopolysaccharide response to thyroid stimulating hormone. Int. Congr. Endocr. Kopenhagen 1960, Abstr. Nr. 136.

Bottari, P. M.: The estimation of thyrotrophic hormone in the sera of normal patients and those with thyroid disease. J. Endocrin. **17**, 29 (1958).

— Estimation and evaluation of thyrotrophic hormone. In: Oberdisse und Klein: Fortschritte der Schilddrüsenforschung. Stuttgart: G. Thieme 1962, S. 118.

Bowers, C. Y., T. W. Redding, and A. V. Schally: Effects of alpha- and beta-melanocyte stimulating hormone and other peptides on the thyroid in mice. Endocrinology **74**, 559 (1964).

Brain, R.: Cortisone in exophthalmos. (Report on a therapeutic trial of cortisone and ACTH in exophthalmos and exophthalmic ophthalmoplegia by a panel by the med. research council.) Lancet **1**, 6 (1955).

— Pathogenesis and treatment of endocrine exophthalmos. Lancet **1**, 109 (1959).

Brain, W. R., and H. M. Turnbull: Exophthalmic ophthalmoplegia. Quart. J. Med. **31**, 293 (1938).

Brown, J., J. W. Coburn, R. A. Wigod, J. M. Hiss, and J. T. Dowling: Adrenal steroid therapy of severe infiltrative ophthalmopathy of Graves' disease. Amer. J. Med. **34**, 786 (1963).

Brunish, R.: The production of experimental exophthalmos. Endocrinology **62**, 437 (1958).

—, K. Hayashi, and J. Hayashi: Purification and properties of Exophthalmos-Producing Substance. Arch. Biochem. **98**, 135 (1962).

—, and B. Sørensen: Histological changes in experimental exophthalmos of carassius auratus. Acta endocr. **44**, 606 (1963).

Burger, A., H. Studer, and F. Wyss: Long-Acting Thyroid Stimulator in the urine of euthyroid subjects and patients with Graves' disease. V. Int. Thyroid Conference Rom 1965. Abstr. Nr. 128.

Campbell, A., and E. M. Tonks: Experimental exophthalmos in rats due to thiouracil and cortisone. Trans. Ophthal. Soc. U. K. **75**, 605 (1955).

— Ophthalmic stress. Trans. Ophthal. Soc. U. K. **72**, 457 (1952).

Canadell, J. M., and J. Barraquer: Exoftalmia endocrina. Publicaciones monograficas del instituto. Barcelona: Barraquer 1958.

Catz, B., and S. L. Perzik: Subtotal vs. total surgical ablation of the thyroid in malignant exophthalmos and its relation to remnant thyroid. V. Int. Thyroid Conference Rom 1965. Abstr. 112.

Condliffe, P. G.: Chemistry of Exophthalmos Producing Substance. In: S. C. Werner: Thyrotropin. Springfield: Charles C. Thomas 1963, S. 244.

Craig, W. McK., and H. W. Dodge: Surgical treatment of progressive exophthalmos. Ann. Surg. **136**, 366 (1952).

CUSHING, H.: Dyspituitarism: 20 years later, with special consideration of pituitary adenomas. Arch. int. Med. **51**, 487 (1933).

DAILEY, M. E., G. S. GORDAN, M. J. HOGAN, B. V. A. LOW-BEER, and H. C. NAFFZIGER: Pituitary irradiation for bilateral progressive exophthalmos. J. clin. Endocr. **14**, 673 (1954).

DAVIS, A. C.: Thyroid gland in acromegaly: study of 166 cases. J. clin. Endocr. **1**, 445 (1941).

DAWEKE, H.: Die insulinähnliche Aktivität im Blut des Menschen unter normalen und pathologischen Bedingungen. Habilitationsschrift Medizin. Akademie Düsseldorf 1965.

DAY, R. M., and R. NELSON: Exophthalmos-inhibiting factor in normal human serum. Amer. J. Ophthal. **50**, 1193 (1960).

DER KINDEREN, P. J., M. H. HOUTSTRA-LANZ, and F. SCHWARZ: Exophthalmos Producing Substance in human serum. J. clin. Endocr. **20**, 712 (1960).

DE WAARD, F., P. J. DER KINDEREN, and M. HOUTSTRA-LANZ: Evaluation of a bioassay of Exophthalmos Producing Substance. Acta. physiol. pharmacol. neerl. **11**, 34 (1962).

DI GEORGE, A. M., S. A. D'ANGELO, and K. E. PASCHKIS: Thyro-pituitary relationships in children with cretinism and hypothyroidism. J. clin. Endocr. **17**, 842 (1957).

DOBYNS, B. M.: The influence of thyroidectomy on the prominence of the eyes in the guinea pig and in man. Surg. Gynec. Obstet. **80**, 526 (1945).

— Exophthalmos and tissue changes in the guinea pig following administration of the thyroid stimulating hormone of the pituitary gland. Trans. Amer. Stud. Goitre 226 (1946).

—, and S. L. STEELMAN: The thyroid stimulating hormone of the anterior pituitary as distinct from the exophthalmos producing substance. Endocrinology **52**, 705 (1953).

—, and L. A. WILSON: Exophthalmos-producing substance in serum of patients suffering from progressive exophthalmos. J. clin. Endocr. **14**, 1393 (1954).

—, A. WRIGHT, and L. A. WILSON: Assay of the exophthalmos producing substance in the serum of patients with progressive exophthalmos. J. clin. Endocr. **21**, 248 (1961).

— —, and M. A. SANDERS: A question on the exophthalmos producing quality of triiodothyronine. Endocrinology **70**, 864 (1962).

—, A. RUDD, and A. WRIGHT: The assay of the exophthalmos producing substance (EPS) and the long-acting thyroid stimulator (LATS) in the serum of patients with progressive exophthalmos. V. Int. Thyroid Conference Rom 1965, Abstr. Nr. 57.

DORRINGTON, K. J., and D. S. MUNRO: A standard for the long-acting thyroid stimulator in the serum of patients with thyrotoxicosis. J. Endocr. **31**, 21 (1964).

DROUET, P. L.: Zitiert nach W. HORST und K. ULLERICH: Hypophysen-Schilddrüsen-Erkrankungen und endokrine Ophthalmopathie. Stuttgart: Ferdinand Enke-Verlag 1958.

DUKE-ELDER, S.: The clinical value of cortisone and ACTH in ocular disease. Brit. J. Ophthal. **35**, 637 (1951).

DUNNE, P. B., and D. F. TAPLEY: Oxygen consumption by tissues from rats injected with L- or D-Thyroxine. Nature **185**, 622 (1960).

DYKE, R. W., C. E. WOOD, and S. D. MARTY: Localized pretibial myxoedema: report of two cases treated with hydrocortisone by local injection. Ann. int. Med. **51**, 1097 (1959).

El Kabir, D. J.: The estimation of thyrotropic hormone in blood by a sensitive in vitro method. Advances in Thyroid Research. New York, Oxford, London, Paris: Pergamon Press 1961, S. 201.

Emrich, D.: Das Verhältnis von Thyroxin zu Trijodthyronin in Schilddrüse und Plasma und seine Beeinflussung durch Thyrotropin. Habilitationsschrift Göttingen, 1965.

Epstein, D., A. Cantarow, G. Friedler, and K. E. Paschkis: Inhibition of thyroid function by cortisone and ACTH in hypophysectomized rats. Proc. Soc. exp. Biol. Med. **82**, 50 (1953).

Fanta, H.: Ursachen und Differentialdiagnose des Exophthalmus. Wien. klin. Wschr. **76**, 485 (1964).

Feher, T., J. Földes, O. Koref u. R. Hermann: Die Untersuchung der neutralen 17-Ketosteroid-Fraktionen bei euthyreotischer endokriner Ophthalmopathie. Endokrinologie **45**, 33 (1963).

Fellinger, K.: Hypophyse und Schilddrüse. In: Schilddrüsenhormone und Körperperipherie, Regulation der Schilddrüsenfunktion. Berlin-Göttingen-Heidelberg: Springer 1964, S. 105.

Filehne, W.: Zur Pathogenese der Basedowschen Krankheit. Sitzungsberichte Phys. Med. Soc. Erlangen, **2**, 177 (1879).

Flajani, G.: Sopra un tumor freddo nell' anterior parte del collo netto bronchocele. Coll. d'Osservaz. e rifless. di chir. Roma **3**, 270 (1802).

Flock, E. V., C. David, G. A. Hallenbeck, and C. A. Owen: Metabolism of D-Thyroxine. Endocrinology **73**, 764 (1963).

Florsheim, H. W., and M. A. Faircloth: Effects or oral ovulation inhibitors on serum protein-bound iodine and thyroxine binding proteins. Proc. Soc. exp. Biol. **117**, 56 (1964).

Földes, J., I. Krasznai, S. Alfalahi, and E. Piroska: The response of plasma LATS levels in Graves' disease to l-triiodothyronine, d-thyroxine and Dexamethasone. V. Int. Thyroid Conference Rom 1965, Abstr. 127.

Fossati, F.: L'oftalmopatia endocrina: problemi diagnostici e terapeutici. Radiol. med. **100**, 193 (1964).

—, F. Silvestrini e G. Melloni: L'influenza della roentgenterapia ipofiso-diencephalica sulla thyreotropinemia nell' esoftalmo cosidetto maligno. Folia endocr. **6**, 911 (1953).

Fredrickson, D. S., P. H. Forsham, and G. G. W. Thorn: The effect of massive cortisone therapy on measurements of thyroid function. J. clin. Endocr. **12**, 541 (1952).

Friedgood, H. B.: Experimental exophthalmos and hyperthyroidism in guinea pigs. Bull. Johns Hopk. Hosp. **54**, 48 (1934).

— The ocular manifestations of sympathetic nervous system hyperactivity in conditions other than exophthalmic goiter and especially in essential hypertension. Amer. J. med. Sci. **180**, 836 (1930).

Frisen, L.: Persönliche Mitteilung 1965.

Furth, E. D., D. V. Becker, S. R. Bronson, and J. W. Kane: Appearance of unilateral infiltrative exophthalmos of Grave's disease after the successful treatment of the same process in the contralateral eye by apparently total surgical hypophysectomy. J. clin. Endocr. **22**, 518 (1962).

Gabrilove, J. L., A. W. Ludwig, and L. J. Soffer: Effect of thyroid hormone and thyrotropin on the ground substance and connective tissue. J. clin. Endocr. **12**, 966 (1952).

GABRILOVE, J. L., S. ALVARE e J. CHURG: Generalized and localized (pretibial) myxoedema: effect of thyroid analogues and adrenal glucocorticoids. J. clin. Endocr. **20**, 825 (1960).

GASSNER, F. X., H. BARRETT, and R. G. GUSTAVSON: The effect of sex steroids on experimental goiter and iodine storage in the thyroid. Trans. Amer. Ass. Study Goitre 156 (1947).

GEDDA, P.-O., and M. LINDGREN: The hyperophthalmopathic type of Graves' disease. 19 cases treated with pituitary and orbital roentgen irradiation. Acta med. scand. CXLVIII (148), p. 385 (1954 a).

— — Pituitary and orbital roentgentherapy in the hyperophthalmopathic type of Graves' disease. Acta radiol. **42**, 211 (1954 b).

GILLILAND, I. C., and J. I. STRUDWICK: Clinical application of an assay of thyroid-stimulating hormone in relation to exophthalmos. Brit. med. J. **1**, 378 (1956).

GIVNER, J., M. BRUGER, and O. LOWENSTEIN: Exophthalmos and associated ocular disturbances in hyperthyroidism. Amer. med. Ass. Arch. Ophthal. **37**, 211 (1947).

GLEY, E.: De l'exophthalmie consécutive a la thyroidectomie. C. R. Soc. biol. **68**, 858 (1910).

GÖRTZ, H.: Auge und Kopfschmerz. Med. Klin. **59**, 89 (1964).

GRAB, W.: Die medikamentöse Behandlung der Schilddrüsenerkrankungen. In: W. GRAB u. K. OBERDISSE. Stuttgart: G. Thieme 1959.

GRAVES, J. R.: Newly observed affection of the thyroid gland in females. Its connexion with palpitation and with fits of hysteria. London Med. Surg. J. **7**, 516 (1835).

GREENE, R., and H. E. FARRAN: The physiological activity of d-thyroxine. Brit. med. J. **2**, 1057 (1958).

GREER, M. A.: Hypothalamische Steuerung der hypophysären TSH-(Thyreotropin)-Sekretion. 6. Vortrag 71. Tg. Dtsch. Ges. Inn. Med. Wiesbaden, 1965.

GROBSTEIN, C., and A. W. BELLANCY: Some effects of feeding thyroid to immature fishes (Platypoecilus). Proc. Soc. exp. Biol. Med. **41**, 363 (1939).

HALES, I. B., and I. D. THOMAS: Treatment of thyroid ophthalmopathy with corticoids analogues. Austr. Ann. Med. **2**, 113 (1962).

HAMILTON, H. E., R. O. SCHULTZ, and E. L. DE GOWIN: The endocrine eye lesion in hyperthyroidism. Arch. int. Med. **105**, 675 (1960).

HAMRE, C., and M. S. NICHOLS: Exophthalmia in trout-fry. Proc. Soc. exp. Biol. **26**, 63 (1928).

HARDY, J. D., C. RIEGEL, and E. P. ERISMAN: Experience with protein bound iodine (PBI): the effect of ACTH and cortisone on thyroid function. Amer. J. med. Sci. **220**, 290 (1950).

HAYNIE, T. B., R. J. WINZLER, J. MATOVINOVIC, E. A. CARR, and W. H. BEIERWALTES: Thyroid stimulating and exophthalmos-producing activity of biochemically altered thyrotrophin. Endocrinology **71**, 782 (1962).

HERMANN, K.: Pituitary exophthalmos, an assessment of methods of treatment. Brit. J. Ophthal. **36**, 1 (1952).

HOEFLMAYR, J.: Thyroninderivate in der Behandlung der Hypercholesterinämie. In: Schilddrüsenhormone und Körperperipherie. Regulation der Schilddrüsenfunktion. Berlin-Göttingen-Heidelberg: Springer 1964.

HOFFENBERG, R., and W. P. U. JACKSON: Adrenocortical steroids in malignant exophthalmos. Lancet **1**, 693 (1958).

HORST, W.: Neue Ergebnisse der Anwendung von I^{131} in Diagnostik und Therapie von Schilddrüsenerkrankungen. Strahlentherapie **94**, 169 (1954).

HORST, W., u. K. ULLERICH: Hypophysen-Schilddrüsenerkrankungen und endokrine Ophthalmopathie. Stuttgart: F. Enke 1958.

— — Die endokrine Ophthalmopathie. In: OBERDISSE und KLEIN: Fortschritte der Schilddrüsenforschung. Stuttgart: G. Thieme 1962, S. 131.

HORSTER, F. A.: Die Beeinflussung eines experimentellen Stauungsödems der Ratte durch Oxytocin. Klin. Wschr. **38**, 879 (1960).

— Biologischer Nachweis von thyreotropem Hormon (TSH) und Exophthalmus produzierendem Faktor (EPF) im Serum bei endokriner Ophthalmopathie. Verhandlg. dtsch. Ges. inn. Med. **70**, 937 (1964).

— Die Wirkung von D-Thyroxin auf den experimentellen Exophthalmus und auf den Exophthalmus produzierenden Faktor (EPF) im Serum. Naunyn Schmiedeberg's Arch. exp. Path. Pharmakol. **250**, 260 (1965).

—, u. E. KLEIN: Erweiterung der Schilddrüsendiagnostik durch Bestimmung des peripheren Hormonumsatzes. Vortrag 100. Tg. Rhein. Westf. Ges. Inn. Med. Münster 1963.

— — Die Anwendung von radioaktivem Trijodthyronin zur Diagnostik der Schilddrüsenfunktion in vitro. Dtsch. med. Wschr. **89**, 983 (1964 a).

— — Exophthalmus produzierender Faktor (EPF) und thyreoidaler Jodumsatz bei der endokrinen Ophthalmopathie. Acta endocr. **46**, 95 (1964 b).

— — Über den EPF-Gehalt im Serum endokriner Ophthalmopathien. In: Schilddrüsenhormone und Körperperipherie. Berlin-Göttingen-Heidelberg: Springer 1964 c, S. 126.

— — Zur Pathogenese der endokrinen Ophthalmopathie. In: Wachstumshormon und Wachstumsstörungen. Berlin-Göttingen-Heidelberg: Springer 1964 d, S. 243.

— — Parallel bioassay of thyrotropin (TSH) and exophthalmos producing factor (EPF) in hyperthyroid and euthyroid endocrine ophthalmopathy. V. Int. Thyroid Conf. Rom 1965 a, Abstr. Nr. 56.

— — Influence of Prednisone and D-Thyroxine on Thyrotropin (TSH), Long-Acting Thyroid Stimulator (LATS) and Exophthalmos Producing Factor (EPF) in the serum of euthyroid endocrine ophthalmopathy. V. Acta Endocr. Congress Hamburg 1965 b, Abstr. 113.

—, u. H. SCHLEUSENER: Biologischer Nachweis von thyreotropem Hormon. Klin. Wschr. **43**, 949 (1965).

—, G. KUSCHINSKY u. G. PETERS: Die diuretische Wirkung von Oxytoxin beim Hund. Naunyn-Schmiedeberg's Arch. exp. Path. Pharmakol. **237**, 241 (1959).

—, E. KLEIN, K. OBERDISSE u. D. REINWEIN: Ergebnisse der Behandlung von Hyperthyreosen mit antithyreoidalen Substanzen. Dtsch. med. Wschr. **90**, 377 (1965).

HUBRICH, A.: Die Therapie der Schilddrüsenüberfunktion mit Radiojod bei Patienten mit und ohne endokrine Ophthalmopathie. Dissertation, Düsseldorf 1966.

INCH, R. S., and C. F. ROLLAND: Localized pretibial myxoedema treated with cortisone. Lancet **2**, 1239 (1953).

IVERSEN, K.: Hormonal influence on connective tissue. In: ASBOE-HANSEN: connective tissue in health and disease. Kopenhagen: Munksgaard 1954, S. 130—150.

JALLUT, O., et P. M. GALLETTI: L'exophthalmie maligne (syndrome thyréohypophysaire). Schweiz. med. Wschr. **90**, 684 (1960).

JEFFERIES, W. MCK.: Studies on the relationship of the thyrotropic exophthalmic and fatmobilizing principles of pituitary extract: effect of iodonation of pituitary extracts upon these three principles. J. clin. Endocr. **9**, 913 (1949).

JONES, A.: Orbital X-ray therapy of progressive exophthalmos. Brit. J. Radiology **24**, 637 (1951).

Jung-Heinrich, J.: Möglichkeiten und Grenzen eines in vitro-Testes mit J^{131}-markiertem Trijodthyronin bei der Diagnostik von Schilddrüsenkrankheiten. Dissertation, Düsseldorf 1964.

Junkmann, K., u. W. Schoeller: Über das thyreotrope Hormon des Hypophysenvorderlappens. Klin. Wschr. **11**, 1176 (1932).

Kadin, M.: Hyaluronidase in thyrotropic exophthalmos. Amer. J. Ophthalm. **33**, 962 (1950).

Kemper, F.: Zur edokrinen Ophthalmopathie. Naunyn-Schmiedeberg's Arch. exp. Path. Pharmakol. **250**, 262 (1965).

—, u. K. Helmecke: Neuere Untersuchungen zur Beeinflussung des experimentellen Exophthalmus. Vortrag 71. Tg. Detsch. Ges. inn. Med., Wiesbaden, 1965.

—, u. A. Loeser: Rückbildung des Exophthalmus durch Pflanzenextrakte. In: Aldosteron. Berlin-Göttingen-Heidelberg: Springer 1963, S. 158.

Kirkham, .K E.: A new bioassay technique for the measurement in vitro of thyrotrophic hormone in serum and in pituitary extracts. J. Endocr. **25**, 259 (1962).

Klein, E.: Die Bestimmung kleinster Jodmengen im Blut. Biochem. Z. **322**, 388 (1952).

— Der endogene Jodhaushalt des Menschen und seine Störungen. Stuttgart: G. Thieme 1960.

— Der normale und pathologische Umsatz von Schilddrüsenhormonen in der Körperperipherie. Klin. Wschr. **40**, 3 (1962).

— Die fraktionierte Radiojodtherapie der Hyperthyreose. Nuclear Med. **III**, 251 (1963).

— Strumen im Wachstumsalter. Internist **6**, 30 (1965).

—, H. Zimmermann u. H. Lins: Die Schilddrüse bei der endocrinen Ophthalmopathie. Endokrinologie **39**, 44 (1960).

Klotz, H. P.: Régression d'une exophthalmie oedémateuse maligne par les oestrogénes et la radiothérapie de la région hypophysaire. Ann. Endocr. (Paris) **9**, 184 (1948).

Koutras, D. A., W. D. Alexander, W. W. Buchanan, R. McG. Harden, and R. D. Hunter: Effect of Thyroxine on exophthalmos in thyrotoxicosis. Brit. med. J. **1**, 493 (1965).

Kracht, J., u. M. Spaethe: Über Wechselbeziehungen zwischen Schilddrüse und Nebennierenrinde; der thyreocorticotrope Phasenwechsel in der Sekretionsbiologie des Hypophysenvorderlappens. Virchow's Arch. path. Anat. **323**, 174 (1953).

Krawczuk, A., E. Dzierzanowski, et J. Prokopczuk: Méthode radiobiologique d'évaluation de l'activité de l'hormone thyrotrope (TSH) à l'aide de $l'I^{131}$ chez le poulet. Ann. Endocr. (Paris) **24**, 846 (1963).

Kriss, J. P., V. Pleshakov, and J. R. Chien: Isolation and Identifikation of the Long-acting Thyroid Stimulator and its relation to hyperthyroidism and circumscribed myxedema. J. clin. Endocr. **24**, 1005 (1964).

—, V. Pleshakov, J. R. Chien, and A. Rosenblum: Studies on the formation of long-acting thyroid stimulator globulin (LATS) and the alteration of its biologic activity by enzymatic digestion and partial chemical degradation. V. Int. Thyroid Conference Rom 1965, Abstr. 52.

Kuhl, W. J., jr., and M. Ziff: Alteration of thyroid function by ACTH and cortisone. J. clin. Endocr. **12**, 554 (1952).

Kumahara, Y., H. Iwatsubo, K. Miyai, H. Masui, and M. Fukchi: Abnormal thyroid-stimulating substance in the pituitaries of patients with Graves' disease. V. Int. Thyroid Conference Rom 1965, Abstr. 125.

KUMAOKA, S., W. L. MONEY, and R. W. RAWSON: The effect of thyroxine analogues on a transplantable mouse pituitary tumor. Endocrinology **66**, 32 (1960).

KUNDE, M. M.: Experimental hyperthyroidism. Amer. J. Physiol. **82**, 195 (1927).

KURIHARA, H., A. NOGUCHI, Y. OOZEKI, and S. SATO: An evaluation of the long-acting thyroid stimulator in hyperthyroidism. V. Int. Thyroid Conference Rom 1965, Abstr. 126.

KUSCHINSKY, G.: Über die Bedingungen der Sekretion des thyreotropen Hormons der Hypophyse. Arch. exp. Path. Pharmakol. **170**, 510 (1933).

KUTZIM, H.: Diskussionsbemerkung zu F. A. HORSTER (1964). Verh. dtsch. Ges. inn. Med. **70**, 949 (1964).

LAMBERG, B.-A.: Thyro-hypophysial syndrome. I. Primary reaction of hypophysial eye signs (including exophthalmos) to treatment of thyrotoxicosis. Acta med. scand. **148**, 225 (1954).

— III. Hypophysial eye signs (including exophthalmos) without thyrotoxicosis (Solitary Thyro-Hypophysial Syndrome) and their treatment by Roenten irradiation of the pituitary region. Acta med. scand. **156**, 391 (1957).

— Die internistische Behandlung der endokrinen Ophthalmopathie (Thyreo-hypophysäres Syndrom). In: OBERDISSE und KLEIN: Fortschritte der Schilddrüsenforschung. Stuttgart: G. Thieme 1962, S. 143.

—, and C. A. HERNBERG: III. Pituitary roentgen irradiation in the treatment of the Hypophysial eye signs (including exophthalmos) during treatment of thyrotoxicosis with thyrostate drugs. Acta med. scand. **156**, 377 (1957).

—, O. WEGELIUS, B. KUHLBACH, and C. OLIN-LAMBERG: An unusual case of exophthalmos with general connective tissue changes. Acta endocr. (Kbh.) **33**, 613 (1960).

LANDSTRÖM, J.: Exophthalmic goiter, according to modern views. Ophthalmology 675 (1909).

LANGFORD, H. G.: Production of Exophthalmos in Fundulus Heteroclitus (Var. Bermudae) by triiodothyronine and desiccated thyroid. Endocrinology **60**, 390 (1957).

LAURENT, L. P. E., and J. W. SCOPES: Hyaluronidase in the treatment of exophthalmic ophthalmoplegia. Lancet **2**, 537 (1955).

LEBERSOHN, J. E.: Hyaluronidase in ocular surgery and therapy. Amer. J. Ophthalm. **33**, 865 (1950).

LEBLOND, C. P., and H. EARTHY: An attempt to produce complete thyroxine deficiency in the rat. Endocrinology **51**, 26 (1952).

LEDERER, J.: Action favorable de la folliculine sur certains ca d'exophthalmie basedowienne. Ann. Oculist. **181**, 37 (1948).

—, et L. HAMBRESIN: Effet de la adrenocorticotrophine dans un cas d'exophthalmie maligne basedowienne. Ann. Endocr. (Paris) **11**, 634 (1950).

LEE, N.: Assay of human thyroid-stimulating hormone by 18 different assay laboratories using 12 different methods. Zitiert in: J. L. BAKKE, J. clin. Endocrin. **25**, 545 (1965).

LELOUP, J., et M. OLIVERAU: Production d'exophthalmic par la thiourée chez un téléostéen marin: Bentex vulgaris. C. R. Soc. biol. **144**, 772 (1950).

LEMARCHAND-BERAUD, TH., et A. VANOTTI: Evaluation radioimmunologique de la thyréostimuline sanguine dans les différentes affections thyroidiennes de l'homme. V. Int. Thyroid. Conf. Rom 1965, Abstr. 84.

LI, M. C., J. E. RALL, J. P. MCLEAN, M. B. LIPSETT, B. S. RAY, and O. H. PEARSON: Thyroid function following hypophysectomy in man. J. clin. Endocr. **15**, 1228 (1955).

LOEB, L., and R. B. BASSETT: Effect of hormones of anterior pituitary on thyroid gland in the guinea-pig. Proc. Soc. exp. Biol. **26**, 860 (1928).

—, and H. FRIEDMAN: Exophthalmos produced by injections of acid extract of anterior pituitary gland of cattle. Proc. Soc. exp. Biol. Med. **29**, 648 (1932).

LOESER, A.: Die schilddrüsenwirksame Substanz des Hypophysenvorderlappens. Arch. exp. Path. Pharmakol. **176**, 697 (1934).

— Die Beziehungen zwischen Schilddrüse und Hypophyse. Arch. exp. Path. Pharmakol. **184**, 23 (1936).

— Hyperthyroidism and the thyrotropic hormone of the hypophysis. Proc. Roy. Soc. Med. **30**, 1445 (1937).

LUDWIG, A. W., N. F. BOAS, and L. J. SOFFER: Role of Mucopolysaccharides in pathogenesis of experimental exophthalmos. Proc. Soc. exp. Biol. **73**, 137 (1950).

—, D. K. CHEN, and L. J. SOFFER: The relationships between tissue mucopolysaccharide content and tissue electrolyte composition. J. clin. Endocr. **12**, 965 (1952 a).

—, N. F. BOAS, and L. J. SOFFER: The effects of ACTH and Cortisone on the development of experimental exophthalmos in the guinea pig. J. clin. Endocr. **12**, 930 (1952 b).

LYLE, T. K.: The management of hormonal exophthalmos. Trans. Ophthal. Soc. U. K. **80**, 107 (1960).

MCCULLAGH, E. P., M. CLAMEN, and W. J. GARDNER: Clinical progress in treatment of exophthalmos of Graves' disease, with particular reference to effect of pituitary surgery. J. clin. Endocr. **17**, 1277 (1957).

—, A. B. RUEDEMANN, and W. J. GARDNER: Exophthalmos of Graves' disease following pituitary irradiation, orbital decompression and electrocautery of the pituitary gland. Trans. Amer. Ass. Study Goitre **15** (1946).

MCGILL, D. A.: Some investigations into endocrine exophthalmos. Quart. J. Med. **29**, 423 (1960).

—, and S. P. ASPER: Endocrine Exophthalmos. A review and report on autoantibody studies. New Engl. J. Med. **267**, 133 (1962).

MCKENZIE, J. M.: The bio-assay of thyrotropin in serum. Endocrinology **63**, 372 (1958).

— Bio-assay of thyrotropin in man. Physiol. Rev. **40**, 398 (1960).

— Studies on the thyroid activator of hyperthyroidism. J. clin. Endocr. **21**, 635 (1961).

— The Pituitary and Graves' disease. Proc. Roy. Soc. Med. **55**, 539 (1962).

— Pathogenesis of Graves' disease: role of the Long-Acting-Thyroid-Stimulator. J. clin. Endocr. **25**, 424 (2965).

—, and J. GORDON: The origin of the Long-Acting-Thyroid Stimulator. V. Int. Thyroid Conference Rom 1965, Abstr. 53.

MAJOR, P. W., and D. S. MUNRO: Observation on the stimulation of thyroid function in mice by the injection of serum from normal subjects and from patients with thyroid disorders. Clin. Sci. **23**, 463 (1962).

MANN, I.: Exophthalmic ophthalmoplegia and its relation to thyrotoxicosis. Amer. J. Ophthal. **29**, 654 (1946).)

MARINE, D., and S. H. ROSEN: Exophthalmos in thyroidectomized guinea pigs by thyrotrophic substance of anterior pituitary and the mechanism involved. Proc. Soc. exp. Biol. **30**, 901 (1933).

MATTY, A. J., D. MENZEL, and J. E. BARDACH: The production of exophthalmos by androgens in two species of teleost fish. J. Endocr. **17**, 314 (1958).

MEANS, J. H.: Hyperophthalmopathic Graves' disease. Ann. int. Med. **23**, 779 (1945).
—, L. J. DE GROOT, and J. B. STANBURY: The thyroid and its diseases. New York, Toronto, London: McGraw-Hill Book Co. 1963.
MEDINE, M. M.: Malignant Exophthalmos. Amer. J. Ophthal. **34**, 1587 (1951).
MERTZ, D. P., u. H. MEIGEN: 1965 — Persönliche Mitteilung.
MIGEON, C. J., L. J. GARDNER, J. F. CERIGLER, and L. WILKINS: Effect of cortisone treatment for 28 days on radio-iodine metabolism in normal rats and adrenalectomized rats maintained with desoxycorticosterone. Endocrinology **51**, 117 (1952).
MOLINATTI, G. M., F. CAMANNI, and A. PIZZINI: Treatment of malignant edematous exophthalmos by implantation of the pituitary with Yttrium 90: report of two cases. J. clin. Endocr. **19**, 583 (1959).
MONEY, W. L., L. KRAINTZ, J. FAGER, L. KIRSCHNER, and R. W. RAWSON: The effects of various steroids on the collection of radioactive iodine by the thyroid gland of the rat. Endocrinology **48**, 682 (1951).
—, L. KIRSCHNER, L. KRAINTZ, P. MERILL, and R. W. RAWSON: Effect of adrenal and gonadal products on the weight and radioiodine uptake of the thyroid gland in the rat. J. clin. Endocr. **10**, 1282 (1950).
MORGAN, D. C., and A. S. MASON: Exophthalmos in Cushing's syndrome. Brit. med. J. **2**, 481 (1958).
MULLER, C. J. B.: Thyrotrophic exophthalmos. S. Afr. med. J. **23**, 221 (1949).
MULVANY, J. H.: The exophthalmos of hyperthyroidism. A differentiation in the mechanism, pathology, symptomatology and treatment in two varities. Amer. J. Ophthal. **27**, 589 (1944).
— Discussion on the management of endocrine exophthalmos. Proc. Roy. Soc. Med. **45**, 241 (1952).
MUNRO, D. S.: Observations on the discharge of radioiodine from the thyroid glands of mice injected with human sera. J. Endocrin. **19**, 64 (1959).
NAFZIGER, H. C.: Progressive exophthalmos following thyroidectomy: its pathology and treatment. Ann. Surg. **94**, 582 (1931).
— Pathologic changes in orbit in progressive exophthalmos, with special reference to alterations in extra-ocular muscles and optic disks. Arch. Ophthal. **9**, 1 (1933).
— Exophthalmos. Some principles of surgical management from the neurosurgical aspect. Amer. J. Surg. **75**, 25 (1948).
NOGUCHI, A., H. KURIHARA, and S. SATO: Clinical studies on the Long-Acting-Thyroid Stimulator. J. clin. Endocr. **24**, 160 (1964).
OBERDISSE, K.: Die Behandlung der Hyperthyreosen mit antithyreoidalen Substanzen. Dtsch. med. Wschr. **81**, 506 (1956).
— Die hypophysär bedingten Formen der Nebennierenerkrankungen. Dtsch. med. Wschr. **82**, 59 (1957).
— Die medikamentöse Behandlung von Schilddrüsenkrankheiten. In: GRAB und OBERDISSE. Stuttgart: G. Thieme 1959.
— Die Hyperthyreose. Verh. dtsch. Ges. inn. Med. **66**, 56 (1960).
— Isotope in der Diagnostik und Behandlung des endokrinen Exophthalmus. Dtsch. med. J. **13**, 575 (1962 a).
— Pathophysiologie des Hypothalamus-Hypophysen-Systems. In: OLIVECRONA und TÖNNIS: Handbuch der Neurochirurgie. Berlin-Göttingen-Heidelberg: Springer 1962 b, S. 80.
— Die Behandlung der Hyperthyreose. Internist **4**, 305 (1963).

OBERDISSE, K., u. W. LEU: Über die Beeinflussung hyperthyreoter Zustände durch Oestromen (Dioxydiäthylstilben). Klin. Wschr. **24**, 248 (1942).

OKIE, M. V., W. J. DALEY, and W. E. WHITE: Therapeutic pituitary inhibition by steroids. J. int. Coll. Surg. **18**, 164 (1952).

OLIVER, M. F., and G. S. BOYD: Reduction of serum-cholesterol by dextrothyroxine in men with coronary heart-disease. Lancet **1**, 783 (1961).

OLSON, J. A.: Diskussionsbemerkung zu „ACTH and Cortisone in ocular disease". Arch. Ophthal. **45**, 299 (1951).

PAUFIQUE, L., D. GUINET et J. PAPILLON: Le traitment de l'exophthalmie oedemateuse sans hyperthyreoidie. Ann. Oculist. **183**, 449 (1950).

PAULSEN, F.: Chemie, Inkretion und Wirkungen des thyreotropen Hormons. In: OBERDISSE und KLEIN: Fortschritte der Schilddrüsenforschung. Stuttgart: G. Thieme 1962, S. 102.

PAVONI, P., G. SCUNCIO, e L. SEMPREBENE: Studio comparato della distribuzione compatimentale della L-tiroxina e della D-tiroxina marcate con ^{131}I nell' organismo die soggetti con funzione tiroidea normale. Folia endocrin. **17**, 619 (1964).

PETRANYI, G., S. FAZAKAS JR. u. G. GAT: Neues radiotherapeutisches Verfahren zur Behandlung des endokrinen Exophthalmus. Endokrinologie **46**, 285 (1964).

PICKFORD, G. E.: The response of hypophysectomized male killifish to prolonged treatment with small doses of thyrotropin. Endocrinology **55**, 589 (1954).

PIMSTONE, B. L.: Thyrotrophic activity and Exophthalmos-producing substance in human plasma. S. Afr. med. J. **36**, 579 (1962).

—, R. HOFFENBERG, and E. BLACK: Parallel assays of thyrotrophin, long-acting thyroid stimulator and exophthalmos producing substance in endocrine exophthalmos and pretibial myxedema. J. clin. Endocr. **24**, 976 (1964).

PINCHERA, A., M. G. PINCHERA, and J. B. STANBURY: Thyrotropin and Long-Acting-Thyroid Stimulator assays in thyroid disease. J. clin. Endocr. **25**, 189 (1965).

PLOTZ, C. M., A. J. KNOWLTON, and C. RAGAN: The natural history of Cushing's syndrome. Amer. J. Med. **13**, 597 (1952).

POCHIN, E. E.: Exophthalmos in guinea pigs injected with pituitary extracts. Clin. Sci. **5**, 75 (1944).

POPPEN, J. L.: The surgical treatment of progressive exophthalmos. J. clin. Endocr. **10**, 1231 (1950).

PREISWERK, A.: Zur Diagnose und Therapie der Hypothyreose. Helv. med. Acta **31**, 631 (1964).

PURVES, H. D., and D. D. ADAMS: Thyroid-Stimulating Hormone. Brit. med. Bull. **16**, 128 (1960).

— — The Long-Acting-Thyroid-Stimulator in the serum of patients with Graves-disease. In: S. C. WERNER: Thyrotropin. Springfield: Charles C. Thomas 1963.

— —, and N. E. SIRETT: Thyroid-Stimulating Hormone. Nicht publiziert, zitiert nach H. D. PURVES and D. D. ADAMS: Brit. med. Bull. **16**, 128 (1960).

QUINCKE, H. I.: Über akutes umschriebenes Hutödem. Mh. prakt. Dermat. **I**, 129 (1882).

REINWEIN, H.: Endokrine, Stoffwechsel- und Ernährungsstörungen. In: H. DENNIG: (1963).

REINWEIN, H.: Endokrine Stoffwechsel- und Ernährungsstörungen. In: H. DENNIG: Lehrbuch inn. Med. Stuttgart: G. Thieme 1963.

RUBIN, I. R., and E. BILLET: Treatment of malignant exophthalmos with ACTH and Coritsone. N.Y. St. J. Med. **54**, 2991 (1954).

RUNDLE, F. F.: Management of exophthalmos and related ocular changes in Graves' disease. Metabolism **6,** 36 (1957).

—, and E. E. POCHIN: Orbital tissues in thyrotoxicosis: quantitative analysis relating to exophthalmos. Clin. Sci. **5,** 51 (1944).

SALASSA, R. M.: Effects of Cortisone and ACTH in certain endocrine conditions. Proc. Staff. Meetings Mayo Clinic. **25,** 497 (1950).

SATTLER, R.: Exophthalmus. Arch. Ophthal. **14,** 190 (1885).

SAVIN, L. H.: Thyrotoxicosis in relation to ophthalmology. Trans. Ophthal. Soc. U. K. **63,** 9 (1943).

SCHIFF, F. S.: Endocrine Exophthalmos. Amer. Surg. **28,** 53 (1962).

SCHLEUSENER, H.: Über das Verhalten von Lipoiden bei besonderer Berücksichtigung der Triglyceride unter D-Thyroxinapplikation. Verh. dtsch. Ges. inn. Med. **69,** 418 (1963).

— 1965, persönliche Mitteilung.

SCHNEEBERG, N. G.: The treatment of myxoedema with sodium dextro-thyroxine. Amer. J. med. Sci. **248,** 399 (1964).

—, E. HERMAN, H. MENDUKE, and N. K. ALTSCHULER: Reduction of sodium cholesterol by sodium dextrothyroxine in euthyroid subjects. Ann. int. Med. **56,** 265 (1962).

—, M. E. JOHNSON, S. FREDERICKS, and A. ANSARI: Effect of sodium-dextrothyroxine in the thyroidal uptake of radioactive iodine hyperthyroid and euthyroid subjects. J. clin. Endocr. **25,** 286 (1965).

SCHOCKAERT, J. A.: Hyperlasia of thyroid and exophthalmos from treatment with anterior pituitary in young ducks. Proc. Soc. exp. Biol. **29,** 306 (1931).

SCHWARZ, F.: 1964, persönliche Mitteilung.

—, P. J. DER KINDEREN, and M. HOUTSTRA-LANZ: Exophthalmos-producing activity in the serum and in the pituitary of patients with Cushing's syndrome and acromegaly. J. clin. Endocr. **22,** 718 (1962).

SEGALOFF, A.: The failure of certain steroid hormones to prevent enlargment of the thyroid in rats fed thiourea. Endocrinology **35,** 134 (1944).

SELLER, E. A., and J. K. W. FERGUSON: Exophthalmos in rats after prolonged administration of propylthiouracil. Endocrinology **45,** 345 (1949).

SIMKIN, B., P. STARR, and C. NANCOCK: The effect of sodium iodine, thyroxin and cortisone on serum TSH levels in thyroidectomized rats. J. clin. Endocr. **13,** 854 (1953).

SKOM, J. H., R. DOWBEN, D. SHOCH, and R. E. DOLKART: Treatment of thyrotrophic exophthalmos with dextro-thyroxine. J. Lab. clin. Med. **58,** 958 (1961).

SMELSER, G. K.: Experimental production of exophthalmos resembling that found in Graves' disease. Proc. Soc. exp. Biol. **35,** 128 (1936).

— A study of retrobulbar tissues in experimental exophthalmos in guinea pigs with refering to primary and secondary modifications. Amer. J. Anat. **72,** 149 (1943).

— Experimental studies on exophthalmos. Amer. J. Ophthal. **54,** 929 (1962).

—, and V. OZANICS: Relation of steroid hormones to the development of experimental exophthalmos. Amer. J. Ophthal. **34,** 87 (1951).

— — Studies on the nature of the exophthalmos-producing principles in pituitary extracts. Amer. J. Ophthal. **38,** 107 (1954).

— — Further studies on the nature of the exophthalmos producing principles in pituitary extracts. Amer. J. Ophthal. **39,** 146 (1955).

— — Hydrophilia of the orbital connective tissue in experimental exophthalmos. Amer. J. Ophthal. **47,** 380 (1959).

Snyder, N. J., D. E. Green, and D. H. Solomon: Glucocorticoid-induced disappearance of Long-Acting-Thyroid Stimulator in the ophthalmopathy of Graves' disease. J. clin. Endocr. **24**, 1129 (1964).

Soffer, L. J., A. Lannacone, and J. L. Gabrilove: Cushing's syndrome. A study of 50 patients. Amer. J. Med. **30**, 129 (1961).

Solbach, H.-G., u. H. Zimmermann: Quantitative Messung mit dem Latex-Agglutinations-Hemmtest. Klin. Wschr. **42**, 445 (1964).

Stallard, H. B.: Case of „exophthalmic ophthalmoplegia with thyrotoxicosis". Brit. J. Ophthal. **20**, 612 (1936).

— The eye and pituitary hormones. Tr. Ophthal. Soc. U. K. **75**, 365 (1955).

Starr, P.: Observations on the metabolic and clinical effects of sodium dextrothyroxine medication. In: Advances in Thyroid Research. New York-Oxford-London: Pergamon Press 1961, S. 398.

—, S. Brunjes, and M. Lew: The effect of dextro-thyroxine compared to that of levo-thyroxine on the excretion of catecholamines in response to hypoglycemia. Amer. J. med. Sci. **247**, 700 (1964).

Summerskill, W. H. J., and G. D. Molnar: Eye signs in hepatic cirrhosis. New Engl. J. Med. **266**, 1244 (1962).

Talanti, S., M. Viranko, and A. Eisalo: Effect of l- and d-Thyroxine on the supraoptic neurosecretory ganglion cells on the rat. Experientia **20**, 94 (1964).

Tengroth, B.: The action of dextro-thyroxin on guinea pigs with TSH-induced exophthalmos. Acta ophthal. **39**, 741 (1961 a).

— Endocrine exophthalmos. Effects of thyrotropin preparations and the thyroxin isomers. Quantitative evaluations in guinea pigs. Acta ophthal. Suppl. 65 (1961 b).

—, R. Brunish, and L. Frisen: An improved method for the assay of exophthalmos-producing substance. Acta ophthal. **42**, 875 (1964).

—, and U. Zackrisson: A comparison between exophthalmos inhibiting effects of sodium-D and sodium-L-thyroxine in guinea pigs. Acta endocr. **41**, 619 (1962).

Thomann, H.: Über die Ätiologie von Augenmuskelparesen. Klin. Mbl. Augenheilk. **144**, 219 (1964).

Thomas, I. A., and I. B. Hales: Some aspects of thyroid ophthalmopathy. Med. J. Austr. **12**, 45 (1963).

Thomas, H. M., and A. C. Woods: Progressive exophthalmos following thyroidectomy. Bull. Johns Hopk. Hosp. **59**, 99 (1936).

Thorsoe, H.: Insensitivity of ovarian mucopolysaccharides to systemic L- and D-thyroxine treatment. Acta endocr. **41**, 448 (1962).

Trabert, P., et E. H. Betz: Influence de la cortisone sur la réponse de la thyroide à l'hormone thyréotrope. Ann. Endocrinol. **16**, 938 (1955).

Utiger, R. D.: Radioimmunoassay of human plasma thyrotropin. V. Int. Thyroid Conf. Rom, 1965, Abstr. 83.

Vail, D.: The treatment of post-thyrotoxic exophthalmos: the suggested use of dextrothyroxine. Amer. J. Ophthal. **52**, 145 (1961).

Virchow, R.: Struma exophthalmica. Edinb. med. J. **13**, 882 (1868).

Wallach, D. P., and E. P. Reineke: The effect of varying levels of thyroidal stimulation on the ascorbic acid content of the adrenal cortex. Endocrinology **45**, 75 (1949).

Wegelius, O.: Hormonal influence on connective tissue. In: G. Asboe-Hansen: Connective tissue in health and disease. Copenhagen: Munksgaard 1954, S. 130.

—, G. Asboe-Hansen, and B.-A. Lamberg: Retrobulbar connective tissue changes in malignant exophthalmos. Acta endocr. **25**, 452 (1957).

WEGELIUS, O., J. NAUMANN, and R. BRUNISH: Uptake of ^{35}S-labelled sulfate in the harderian and the ventral lacrymal glands of the guinea pig during stimulation with ophthalmotrophic pituitary agents; a new assay method for ophthalmotrophic activity in thyrotrophic preparations. Acta endocr. **30**, 53 (1959).

WEGMANN, T.: Fehldiagnosen und ihre Hintergründe, Teil II. Med. Klin. **60**, 472 (1965).

WERNER, S. C.: Euthyroid patients with only eye signs of Graves' disease. Amer. J. Med. **18**, 608 (1955).

— Response to triiodothyronine as an index of persistance of disease in the thyroid remenant of patients in remission from hyperthyroidism. J. clin. Invest. **35**, 57 (1956).

— Experimentally induced changes in some of the manifestations of infiltrative ophthalmopathy (Malignant exophthalmos). Trans. Ass. Amer. Physicians **73**, 314 (1960).

— The severe eye changes of Graves' disease. J. Amer. med. Ass. **177**, 551 (1961).

— Clinical use of triiodothyronine in suppressing thyrotrophin secretion by the anterior pituitary: a survey. Proc. Roy. Soc. Med. **55**, 1000 (1962).

— Comparison of results of assay of thyrotropin by various methods. In: S. C. WERNER: Thyrotropin. Springfield: Charles C. Thomas 1963.

—, B. COELHO, and E. H. QUIMBY: Ten year results of I-131 therapy of hyperthyroidism. Bull. N.Y. Acad. Med. **33**, 783 (1957).

—, J. TIERNEY, and T. TALLBERG: Thyrotropic and „Long-acting Thyroid Stimulator" effects from certain polypeptides. J. clin. Endocr. **24**, 339 (1964).

WERNZE, H., u. G. DHOM: Vergleichsuntersuchungen über Exophthalmus-Reaktion und Schilddrüsenaktivierung unter Thyreotropin beim Goldfisch. In: E. KLEIN: Schilddrüsenhormone und Körperperipherie. Berlin-Göttingen-Heidelberg: Springer 1964, S. 130.

WILLIAMS, A. W.: Exophthalmos in cortisone-treated experimental animals. Brit. J. exp. Path. **34**, 621 (1953).

WYBAR, K. C.: The nature of endocrine exophthalmos. Fortschr. Augenheilk. **7**, 119 (1957).

WYSS, F.: Innersekretorische Krankheitsbilder bei primär normalen endokrinen Drüsen. Schweiz. med. Wschr. **94**, 953 (1964).

YAMAZAKI, E., and A. NOGUCHI: The effect of thyroid surgery on the plasma level of BEI^{131} and turnover rate of thyroxine. In: Advances in thyroid research. London: Pergamon Press 1961, p. 91.

— —, S. SATO, and D. W. SLINGERLAND: Thyrotropic activity in the serum of euthyroid, treated hyperthyroid and postoperative hypothyroid patients. J. clin. Endocr. **21**, 1127 (1961).

ZIELINSKI, H. W.: Augensymptome bei intracraniellen Aneurysmen und Angiomen. Bücherei des Augenarztes, 28. Heft. Stuttgart: F. Enke 1957.

ZIMMERMAN, L. M.: Exophthalmos following operation for relief of hyperthyroidism. Amer. J. med. Sci. **178**, 92 (1929).

Sachverzeichnis

ACTH
  Ausbildung eines experimentellen
    Exophthalmus 22
  endokrine Ophthalmopathie 63, 64
Adenom, toxisches 65
Antithyreoidale Substanzen 46, 49, 50,
  54, 59 60, 61, 72
Antikörper 84
Augensymptome
  Beurteilung 33, 34
  endokrine 32, 70
  sympathicotone 32

Choriongonadotropin (HCG)
  Ausbildung eines experimentellen
    Exophthalmus 23
Cortison bei experimentellem
  Exophthalmus 25, 26, 28
Cushing-Syndrom und endokrine
  Ophthalmopathie 48, 58, 60, 63, 64,
  69

Depressionstest bei endokriner
    Ophthalmopathie
  mit D-Thyroxin 42, 43
  mit Gl. thyr. sicc. 42
  mit L-Trijodthyronin 42
Differentialdiagnose einer endokrinen
  Ophthalmopathie 32, 57
D-Thyroxin 20, 21, 30, 41, 42, 43, 53,
  66, 78, 82, 86
D-Trijodthyronin 49, 53, 58, 78, 82,
  83

Experimenteller Exophthalmus 11
  Beeinflussung durch:
    ACTH 22
    FSH 23
    HCG 23
    LTH 23
    Oxytocin 24, 25
    Schilddrüsenentfernung 27
    Schilddrüsenhormone 20
Experimenteller Exophthalmus
  Beeinflussung durch:
    Trijodthyronin 20, 21
    Thyroxin 20, 21
    Vasopressin 24
  Gewebsstoffwechsel 29
  Meßgenauigkeit 18
  Meßmethoden 15
  Methodisches Prinzip 13
  Pathogenetisches Prinzip 27, 28
  Provokationsmöglichkeiten 27
Exophthalmus, experimenteller (siehe
    Experimenteller Exophthalmus)
  endokriner (sie endokrine
    Ophthalmopathie)
  einseitig 38, 40
Endokrine Ophthalmopathie und
  ACTH 63, 64
  Anteil der hyperthyreoten und
    euthyreoten Formen 34, 37
  Definition 31
  Depressionsteste 41
    mit Gl. thyr. sicc. 42
    mit D-Thyroxin 43
    mit L-Trijodthyronin 42
  Diagnose 31
  Geschlechtsquotient 36
  Glandotrope Hormone 63
  Histologische Befunde 67
  Historie 12
  Hypophyse 68
  LATS 48, 58, 70, 81
  Manifestationsalter 36, 37, 38
  Nomenklatur 31
  Pathogenese 59
  Pathogenetische Faktoren 60
  Pathogenetische Prinzipien 59, 61,
    64
  Reglermechanismus 65, 69
  Schilddrüse 69
  Schilddrüsenhormone 65, 66
  Schilddrüsenoperation 51, 71, 81

Schweregrad 37, 38
Schwangerschaft 84
Therapiedauer 87
Thyreotropin im Serum
EPF (Exophthalmus produzierender Faktor)
Acromegalie 64
Bestimmung bei Patienten Übersichten 35, 49
Bestimmungsfehler 18
Bestimmungsmethoden 14—19
Biologischer Nachweis 11
Blande Struma 49, 50
Cushing-Syndrom 64
Definition 13
Euthyreote endokrine Ophthalmopathie 49, 50, 53, 56
Gravidität 23
Hyperthyreose mit und ohne endokrine Ophthalmopathie 49, 50
Hyperthyreosetherapie 51
Hypogonadismus 64
Kontrollpersonen 49, 50
LATS 35, 58
Manifestation einer endokrinen Ophthalmopathie 67, 69
Nachweis bei Fischen 13
Nachweis-Prinzip 13
Schilddrüsenhormone 49, 50, 53, 58, 65
Schilddrüsenoperation 51, 57
Therapie der endokrinen Ophthalmopathie 53, 54
Thyreotropin 12, 18, 52, 53, 57, 61, 62, 63, 64
EPS (= EPF) 13

FSH
Ausbildung eines experimentellen Exophthalmus 23

Gamma-Globuline, 7-S- 10, 11, 70
Glandula thyreoidea siccata 42, 54, 55, 56, 79
Glucocorticoide
bei experimentellem und endokrinem Exophthalmus 25, 26, 28, 30, 49, 66
Glucocorticoid-Therapie 77, 85
Gonadotropin
bei experimentellem Exophthalmus 13, 23

Grundumsatz 33, 61

Hyperthyreose
Augensymptome 31, 32, 37, 55, 56
Diagnose 33
EPF 35
EPF im Serum 49, 50, 51, 52, 54, 57, 58
LATS im Serum 48, 58
Ophthalmopathie-Anteil 34, 36
TSH im Serum 44, 45, 46, 47, 58
Hyperthyreose-Rezidiv
D-Thyroxin 78
Hyperthyreosetherapie 71
Manifestation einer endokrinen Ophthalmopathie 60, 61, 62
„Restophthalmopathie“ 72, 74
Hyperthyreosis factitia 65
Hypophysektomie
bei endokriner Ophthalmophathie 74
HCG
Ausbildung eines experimentellen Exophthalmus 23
Histologische Befunde bei endokriner Ophthalmopathie 67

Intercornealdistanz (ICD) 14
Meßverfahren 14
Meßmikroskop 15, 16
Normale Änderungen 18
Insulin like activity (ILA) 7

Klimakterium
und endokrine Ophthalmopathie 60, 62, 68, 84

LATS
(Long-Acting Thyroid Stimulator)
Bestimmungs-Prinzip 7
Bestimmungen, Übersicht 35
Biologische Halbwertzeit 9
Biologischer Nachweis 7
Definition 7
Endokrine Ophthalmopathie 48, 58, 70, 81
Experimenteller Exophthalmus 30
Extrathyreoidale endokrine Störungen 48
Hyperthyreose 48, 58
Hypophyse 9, 70
Imitation durch Peptide 10
Immunologische Eigenschaften 10
Nachweis im Serum 47, 48

Prätibiales Myxödem 61
und EPF 35, 57, 58
und Thyreotropin 8, 9, 35, 48, 58
L-Thyroxin 4, 6, 20, 21, 30, 43, 49, 54, 65
L-Trijodthyronin 4, 6, 20, 21, 30, 43, 49, 56
LTH
Ausbildung eines experimentellen Exophthalmus 23
Lycopusextrakte 55, 71

„Maligner" Exophthalmus 37
Menstruation und endokrine Exophthalmopathie 66
Mucinöses Ödem 29, 31, 67, 70
Mucopolysaccharide 26, 65, 67, 81
Myxödem, lokales 38, 61, 65, 76

Orbitavolumen bei Exophthalmus 29
Oxytocin, Ausbildung eines experimentellen Exophthalmus 24, 25

Pathogenese der endokrinen Ophthalmopathie 59
PB^{131}I 5, 7, 8, 9, 33, 39, 56, 57
Prätibiales Myxödem 38, 61, 65
Prednisonstoß 85

Radiojodtest 39
Radiojodtherapie 49, 52, 55, 72, 73
Reglermechanismus 41, 60, 65, 69
Releasing factors 64, 68
Reserpintherapie 49, 85
Retrobulbäre Röntgenbestrahlung 49, 53, 77, 86
Röntgenbestrahlung der Hypophyse 49, 75

Schilddrüsenfunktionsstörung
objektive Symptome 33
subjektive Beschwerden 33
technische Methoden 33
Schilddrüsenhormone, endokrine Ophthalmopathie 65, 66, 69
Schilddrüsenoperation, endokrine Ophthalmopathie 46, 49, 50, 51, 55, 61, 71
Schwangerschaft, endokrine Ophthalmopathie 23, 84
Shift-Mechanismus 64, 69, 74
Stress, endokrine Ophthalmopathie 60, 62, 69
Suppressionstest 34, 40, 41, 42, 43
Synonyma für endokrine Ophthalmopathie 33

Thyreotropin (TSH)
Biologischer Nachweis 1
Eichkurve 6
Eigene Nachweismethode 4
Lösungsmittel 5
Übliche Nachweismethoden 2, 3
Voraussetzungen für Nachweis im Serum 6
Thyreotropin und Ausbildung eines experimentellen Exophthalmus 18
und EPF 12, 18, 52, 53, 57, 61, 62, 63, 64
und LATS 8, 9, 35, 48, 58
im Serum, Normalwerte 44
Thyreotropingehalt der menschlichen Hypophyse 44
Thyreotropinspiegel
bei blander Struma 45
nach Schilddrüsenoperation 46
nach Therapie 46
und endokrine Ophthalmopathie 45, 46, 63
Therapie der endokrinen Ophthalmopathie 70
mit antithyreoidalen Substanzen 72
mit Radiojod 72
mit Schilddrüsenhormonen 78
Tierarten, experimenteller Exophthalmus 11
Toxisches Adenom 65
TSH (siehe Thyreotropin)

Vasopressin, Ausbildung eines experimentellen Exophthalmus 24

Wachstumshormon (STH) 13

Yttrium, Implantation bei „malignem" Exophthalmus 75